LES MÉDECINS GRECS

DEPUIS LA MORT DE GALIEN

JUSQU'A LA CHUTE DE L'EMPIRE D'ORIENT

(210-1453

TRAVAUX DU MÊME AUTEUR.

Aide-mémoire de médecine, de chirurgie et d'accouchements, 3ᵉ édition. — Paris, 1877, 1 vol. in-18 jésus.

L'Ancienne Faculté de médecine de Paris. — Paris, 1877, 1 vol. in-8, avec grav.

La mort des rois de France, depuis François Iᵉʳ jusqu'à la Révolution française. — Paris, 1873, 1 vol. in-12.

La mort de Louis XVII. — *Gazette des hôpitaux* et tirage à part, 1877, br. in-8.

La Faculté de médecine de Paris, après juillet 1830. — *France médicale* et tirage à part, 1878, br. in-8.

L'Hôpital des Cliniques de la Faculté de médecine de Paris. — *France médicale* et tirage à part, 1878, br. in-8.

Le chef des travaux anatomiques. — *France médicale* et tirage à part, 1878, br. in-8.

L'assassinat du duc de Berry. — *France médicale* et tirage à part, 1879, br. in-8.

Le concours pour la chaire de clinique de Dupuytren. — *France médicale* et tirage à part, 1879, br. in-8.

Les chaires de médecine légale et d'histoire de la médecine. — *France médicale* et tirage à part, 1879, br. in-8.

Etude médicale sur la Retraite des dix mille. — *Gazette hebdomadaire* et tirage à part, 1880, br. in-8.

Le roi François Iᵉʳ est-il mort de la syphilis? — *France médicale* et tirage à part, 1880, br. in-8.

Jacques Mentel et le Réservoir du chyle. — *France médicale* et tirage à part, 1880, br. in-8.

LES
MÉDECINS GRECS

DEPUIS LA MORT DE GALIEN

JUSQU'A LA CHUTE DE L'EMPIRE D'ORIENT

(210-1453)

PAR

Le Dʳ A. CORLIEU

BIBLIOTHÉCAIRE-ADJOINT A LA FACULTÉ DE MÉDECINE DE PARIS,
CHEVALIER DE LA LÉGION D'HONNEUR.

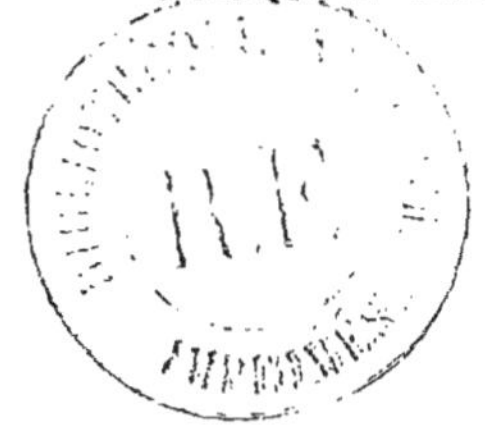

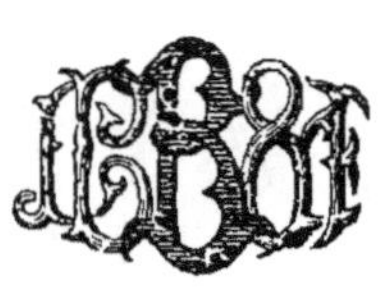

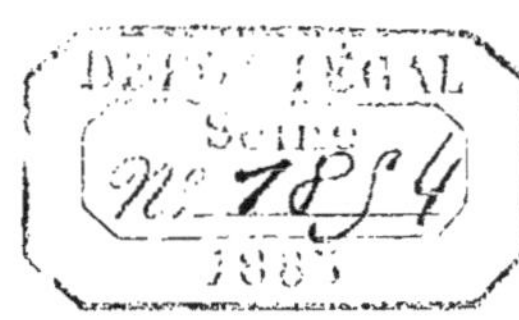

PARIS

LIBRAIRIE J.-B. BAILLIÈRE ET FILS

19, RUE HAUTEFEUILLE, PRÈS DU BOULEVARD SAINT-GERMAIN.

1885

Extrait du « Paris médical »
(1882–1884)

PRÉFACE

La médecine est l'œuvre des temps. Comme science, elle compte aujourd'hui vingt-quatre siècles d'existence, et, sur ce nombre, il en est dix-neuf que peut revendiquer la Grèce, depuis le siècle de Périclès, qui vit naître Hippocrate (460 ans av. J.-C.), jusqu'à la prise de Constantinople par les Turcs et la chute de l'Empire d'Orient (1453).

Quand un peuple a laissé dans une science des traces si profondes, quand il a émis des idées dont beaucoup, après tant de siècles écoulés, sont encore vraies, ce peuple mérite une place particulière dans notre histoire médicale.

En 1852, le professeur Andral se proposait, dans son cours de pathologie générale, d'étudier l'histoire de la médecine à son berceau, et il avait analysé avec une remarquable compétence Hippocrate et Galien. Mais il s'arrêta là.

Littré fit une œuvre durable en donnant une traduction complète d'Hippocrate (1839-1861).

Une collection des auteurs grecs et latins, publiée sous les auspices du ministère, avait été annoncée en 1844. Oribase parut, traduit par Daremberg, Bussemaker et Molinier (1851-1876).

Les deux premiers volumes de Galien ont été publiés par Daremberg (1854-1857), et l'ouvrage est resté inachevé. Il attend un éditeur assez généreux, un traducteur assez dévoué, et des acquéreurs assez nombreux, choses rares pour ces sortes d'ouvrages, au temps où nous vivons.

Au milieu des révolutions qui troublaient le continent et la péninsule, il est indispensable de jeter un regard sur l'histoire de la Grèce pour suivre la marche des esprits, des lettres et des sciences ; car on ne peut détacher l'histoire médicale de l'histoire politique d'un pays. L'une est fatalement liée à l'autre.

I.

La Grèce avait jeté tout son éclat. Les temps vraiment héroïques étaient passés pour elle. Le siècle de Périclès (cinquième siècle av. J.-C.) avait produit des grands hommes dans tous les genres, et la médecine compte Hippocrate parmi les hommes de ce siècle.

Déchirée par les guerres civiles et étrangères, la Grèce proprement dite avait subi l'hégémonie macédonienne, et, au milieu de ses conquêtes, Alexandre, après avoir soumis l'Égypte, jugeant les bouches de Canope comme un endroit favorable pour mettre ce pays en communication avec la Grèce, avait jeté, comme en passant, les fondements d'Alexandrie (332 av. J.-C.)

A la mort d'Alexandre (323), un de ses lieutenants, Ptolémée, fils de Lagus, eut le gouvernement de l'Égypte, dont il se fit proclamer roi (306 ans av. J.-C.)

Les Ptolémées ou Lagides favorisèrent l'accroissement du pays. Possédant le goût des lettres et des sciences, Ptolémée I ou Soter fonda, vers 280 av. J.-C., un musée, une bibliothèque, et attira ainsi à Alexandrie des savants, des grammairiens, des poètes, des philosophes, qui avaient auprès du souverain leur existence assurée et une grande liberté relative de doctrine. C'est à ce foyer que se réfugièrent les débris de la Grèce intelligente, qui forma ainsi ce qu'on appelle l'École d'Alexandrie.

Au point de vue philosophique, l'École d'Alexandrie était éclectique, mystique et panthéiste; elle luttait contre le christianisme.

Au point de vue médical, le seul qui nous intéresse, il y avait pour ceux qui étudiaient la médecine des facilités, des encouragements, des avantages qu'on ne trouvait pas ailleurs. Avoir étudié à Alexandrie était presque un certificat, c'était au moins une garantie et une recommandation; mais il n'y eut pas de secte médicale qui pût prendre la qualification d'École d'Alexandrie.

Les Grecs, de leur côté, par un sentiment bien naturel, n'aimaient que la Grèce et ses colonies de l'Asie mineure ou de l'Afrique septentrionale qu'ils appelaient la Barbarie, où leur langue était en usage, et où le pouvoir était entre les mains des Lagides, d'origine macédonienne. Alexandrie était devenue la capitale du nouveau monde grec. Les Égyptiens, peuple calme et stationnaire, s'en tenaient à leur médecine sacerdotale et superstitieuse; leurs connaissances en anatomie étaient nulles. Les Grecs, au contraire, peuple souple, intelligent et habile, s'insinuaient facilement partout; aussi presque tous les savants de l'École d'Alexandrie étaient-ils d'origine grecque.

C'est à Alexandrie que se concentrèrent les études médicales; c'était là le foyer intellectuel. La flore de ce pays était riche et variée. La matière médicale y fut surtout étudiée. Les Lagides encourageaient cette branche d'une science qu'ils cultivaient eux-mêmes. Il y eut une secte qui prit la qualification de *rhizotomes*, coupeurs de racines ou herboristes.

Ce n'est qu'à la cour du second Ptolémée qu'on vit pour la première fois des médecins.

Si tout le rivage occidental de l'Asie mineure était occupé par des colonies helléniques, si Lampsaque, Phocée, Smyrne, Éphèse, Milet, Halicarnasse, Cnide, etc., étaient des villes grecques, les îles de la mer Égée, telles que Lesbos, Chios, Samos, Cos, Rhodes Cypre, étaient en partie des colonies du même peuple.

Cette immense étendue de territoire que possédaient la Grèce et ses colonies nous explique suffisamment la dissémination et la diffusion des médecins grecs dans tous les pays orientaux.

Mais, lorsque les Romains eurent réduit l'Égypte (30 ans av. J.-C.) et l'Asie mineure (64 ans av. J.-C.) en provinces romaines, l'École d'Alexandrie perdit de son éclat; néanmoins, elle conserva toujours sa supériorité dans les études anatomiques et médicales.

C'est à Alexandrie qu'étudièrent Asclépiade, Rufus d'Éphèse, Soranus, Dioscoride, Galien, Paul d'Égine, etc.

La Grèce vaincue avait fourni à Rome des médecins esclaves ou affranchis, qui furent pris par les grands, aux caprices desquels beaucoup souscrivaient avec une trop grande facilité, que blâmaient Galien et Juvénal. César, d'après Suétone, accorda aux médecins le droit de cité; c'était commencer à les apprécier, et en même temps les appeler dans la capitale du monde romain. C'est ainsi que plus tard on vit Andromaque et Dioscoride auprès de Néron; Galien auprès de Marc-Aurèle, de Commode, de Pertinax et de Septime-Sévère; Oribase auprès de Julien.

Avec le christianisme, tout le monde fit un peu de médecine par charité, et la science médicale proprement dite s'obscurcit.

Lorsqu'en 395 l'empire romain fut divisé, Byzance devint la capitale de l'Empire romain d'Orient; le luxe et la Cour impériale y attirèrent des savants, et c'est là que pendant quelques siècles nous trouverons les plus remarquables médecins grecs.

Près d'un siècle plus tard, en 476, Odoacre, chef des Hérules, détrôna Romulus Augustule, et se fit proclamer roi d'Italie. Ce fut, avec l'avènement des Barbares, la fin de l'Empire romain d'Occident. Byzance profita de l'abaissement de Rome.

Mais un peuple ancien venait réclamer sa place dans le monde si agité du moyen âge. C'étaient les Arabes, qui, à la voix de

Mahomet, s'étaient formés en empire ou khalifat, et qui devinrent tout à coup si puissants qu'ils conquirent l'Égypte et s'emparèrent d'Alexandrie (640). La ville fut pillée ; un incendie volontaire ou accidentel détruisit encore une fois la bibliothèque. Les livres de médecine furent en partie sauvés, soit qu'ils eussent été épargnés par les vainqueurs, soit, chose plus probable, qu'il s'en trouvât des copies chez des particuliers, qui les conservaient comme ils le faisaient de leurs livres de religion. Ce fut la mort de l'École iatrosophiste d'Alexandrie et l'avènement de la période gréco-arabe.

II.

Cinq siècles se sont écoulés entre Hippocrate et Galien, et bien que nous n'ayons pas à étudier les médecins compris dans cette période, nous devons au moins une mention nominale aux plus illustres d'entre eux.

Après HIPPOCRATE, né 460 ans av. J.-C., et sur lequel il n'y a plus rien à dire après Littré, nous citerons les philosophes et les médecins suivants, d'après l'ordre chronologique :

PLATON, né à Athènes ou dans l'île d'Égine (430 + 347), expose, dans le Timée, le Gorgias, les Lois et la République, ses idées sur la circulation, la respiration, sur les maladies de l'âme, sur l'influence du corps sur l'âme et réciproquement (Timée). Dans les Lois, il donne des préceptes pour l'éducation des enfants (liv. II) Le premier peut-être il a dit que les veines viennent du cœur. Comme pathologiste, il reconnaissait l'altération des forces, des solides et des liquides, mais il incline vers l'humorisme, c'est-à-dire vers l'altération des humeurs comme cause des maladies. Girbal a fait une consciencieuse étude médicale de Platon dans la *Gazette médicale de Montpellier* (1854).

ARISTOTE, né à Stagyre (384-322) aurait écrit, selon Suidas, six livres de médecine qui ne nous sont pas parvenus. Mais nous avons, dans son Histoire des animaux, des notions sur ses connaissances en anatomie et en physiologie. Dans son Traité des problèmes, il parle des questions afférentes à la médecine, aux médicaments, de la ressemblance des enfants aux parents, de l'époque du mariage, etc. Nous renvoyons à l'étude si complète au point de vue anatomique et physiologique faite par M. Geoffroy, dans la thèse inaugurale qu'il soutint à Paris en 1878.

ÉRASISTRATE et HÉROPHILE sont les fondateurs de l'École médicale d'Alexandrie. Ils étaient contemporains, et on peut placer leur existence quatre siècles avant l'ère chrétienne. Erasistrate, toutefois, aurait un peu précédé Hérophile ; mais ce dernier, comme anatomiste, a été supérieur à Erasistrate : il a laissé son nom au confluent connu sous la désignation de pressoir d'Hérophile. Erasistrate est né dans l'île de Céos et était, dit-on, petit fils d'Aristote. Hérophile est né à Calcédoine, en Bithynie, vis-à-vis Byzance, ou selon d'autres à Carthage, vers 344 av. J. C.

Les disciples d'Hérophile se divisèrent en deux sectes : les dialecticiens et les empiriques. Ceux d'Erasistrate restèrent dogmatistes. G. Daremberg a publié, dans la Revue scientifique de janvier 1881, une courte étude sur Hérophile, d'après les notes laissées par son père.

Nicandre, qui vivait environ 140 ans av. J. C., est né à Colophon en Ionie. Il nous a laissé des poèmes sur la Thériaque et les Alexipharmaques. La meilleure édition est celle de Otto Schneider. *Lipsiæ*, 1856 (B. F. M. P. 35111) (1). Une traduction ou plutôt une imitation en vers français a été faite par Jacques Grévin, de Clermont-en-Beauvoisis et imprimée à Anvers en 1567 (Ib. 6810).

Asclépiade, né à Pruse en Bithynie, environ un siècle avant J. C., a joui d'une grande faveur à Paros, à Athènes et enfin à Rome où il mourut du temps de Pompée et de Cicéron. Ses ouvrages sont perdus, mais Celse, Galien, Aetius, etc., nous en ont conservé des fragments.

Il combattit la doctrine d'Hippocrate et attribuait la cause des maladies à un défaut de proportion entre les pores et les atomes, d'où les obstructions. Ce fut le solidisme atomique. Il a été étudié par Gumpert (Iena, 1794) et par Maurice Raynaud (Thèse pour le doctorat ès lettres, 1862.)

Thémison, né à Laodicée (?), fonda le méthodisme et fut le disciple d'Asclépiade. Nous exposerons ultérieurement la base de sa doctrine.

Andromaque, né en Crète, fut le médecin de Néron. On lui doit un poème grec dans lequel il parle de sa panacée qu'il appelle Galène, et qu'on appela depuis *Thériaque.* Il a été reproduit dans *Ideler, Physici et medici Græci minores.* Berlin, 1841, t. I, p. 138 (B. F. M. P. 33176).

---

(1) Les lettres B. F. M. P. signifient Bibliothèque de la Faculté de Médecine de Paris. Les chiffres qui suivent indiquent le numéro du catalogue de cette bibliothèque.

Dioscoride, né à Anazarbe (en Cilicie), vécut sous Néron : il voyagea à la suite des armées romaines, parcourut la Grèce, l'Asie mineure, la Gaule, et c'est lui qui est le premier des Grecs pour la matière médicale. Cet auteur mériterait une étude spéciale, que ne comporte point notre travail. La meilleure édition que nous possédions est celle de Kühn. *Lipsiæ*, 1829, 3 vol. (Ib. 34241).

Arétée, né à Bithynie, en Cappadoce, 90 ans ap. J. C., fut, après Athénée, fondateur du pneumatisme, le plus remarquable écrivain de cette secte. Après dix-huit siècles d'existence, beaucoup de pages de cet auteur n'ont guère vieilli. Il a été traduit en français par L. Renaud, 1834 (Ib. 34890).

Rufus, né à Éphèse, en Asie mineure, 100 ans environ ap. J. C. a écrit sur l'anatomie, sur les maladies des reins, de la vessie et sur les purgatifs. Une édition grecque latine a été publiée à Londres, par J. Clarke, en 1726 (5902) et une grecque française, à Paris, par Daremberg et Ruelle, en 1879 (36058).

Soranus, né à Éphèse, environ 125 ans ap. J. C., étudia à Alexandrie et vécut à Rome où il acquit une certaine renommée comme accoucheur, et dans le traitement des maladies des femmes. La meilleure édition grecque latine est celle de F.-Z. Ermerins, *Trajecti ad Rhenum*, 1869 (Ib. 34718),

Et enfin Galien, né à Pergame, 131 ans ap. J. C., pour lequel nous renvoyons aux leçons d'Andral, recueillies et publiées par M. Tartivel dans l'*Union médicale*. (Années 1852 et suivantes.)

Si l'on jette les yeux sur les cartes de la Grèce et de l'Asie mineure, on verra que c'est cette dernière contrée qui a fourni le plus grand nombre de médecins. Éphèse a vu naître Rufus et Soranus ; Pergame est la patrie de Marinus, de Galien, d'Oribase (?) ; Tralles, celle de Thessalus et d'Alexandre ; Pruse en Bythinie, celle d'Asclépiade ; Laodicée (?), celle de Thémison ; Apamée, celle d'Archigène ; la Cappadoce, celle d'Arétée. Au milieu de l'Asie mineure, Amida, sur le Tigre, a vu naître Aetius.

Dans la mer Égée, l'île de Cos a fourni Hippocrate et Praxagoras ; Céos est la patrie d'Erasistrate ; Egine, dans le golfe Saronique, non loin d'Athènes, est celle de Paul, toujours désigné sous les noms de Paul d'Egine.

Le nord de l'Afrique compte aussi quelques médecins. Carthage passe pour être la patrie d'Hérophile ; Alexandrie a vu naître Ammonius, Léonide, Nicolas Myrepse. Cœlius Aurelianus est né en Numidie.

Byzance fut la patrie d'Actuarius, de Théophanes Nonnos, de Siméon Seth, de Michel Psellos.

La Grèce, proprement dite, ne compte que Platon et Stéphanus, tous deux nés à Athènes.

En résumé, nous pouvons établir trois grandes périodes dans l'histoire de la médecine grecque :

1° La *période grecque,* proprement dite, qui commence avec Hippocrate ;

2° La période *gréco-latine,* qui commence avec l'arrivée des médecins grecs à Rome. Celse est son représentant le plus connu, et son livre *De re medica* est un reflet des idées d'Hippocrate et d'Asclépiade.

C'est pendant cette période que les ouvrages grecs furent traduits dans les écoles, dans les monastères.

La période *gréco-arabe,* qui commencerait à la prise d'Alexandrie par Amrou en 640, pour finir avec le moyen âge, et dans laquelle se trouvent :

Mésué, né en Perse au ixe siècle, qui fut chargé par le khalif Aaroun al Raschid de surveiller les traductions en langue arabe de Galien, d'Aristote, et des autres ouvrages grecs apportés à Bagdad.

Rhazès (fin du ixe siècle), dont les écrits sont en partie des résumés d'Hippocrate, de Galien, d'Aétius, d'Oribase, de Paul d'Egine.

Avicenne (989+1036), contemporain de Rhazès, comme lui d'origine persane, et comme lui abréviateur de Galien.

Abulcasis (...+1013), de Cordoue, également nourri des idées de Galien, de Paul d'Egine.

Avenzoar (...+1162), de Séville ; Averroès (1126+1198), de Cordoue, tous deux partisans du galénisme.

Après avoir été à la tête du monde civilisé, la Grèce opprimée n'a plus vécu que d'une vie d'emprunt. La nuit s'est faite pendant de longs siècles sur ce pays qui, rendu à la liberté, s'efforce aujourd'hui de reparaître au grand jour, d'y reprendre sa place, et dont l'un des enfants, M. Panas, occupe actuellement une chaire à notre Faculté de Paris.

Sous le rapport médical, la Grèce a sa Faculté; elle a ses journaux, à la tête desquels nous citerons le Γαληνός (Galien), qui est à sa quatrième année. Pour les livres classiques, les Grecs se servent en partie des ouvrages français et allemands, traduits dans leur langue.

Ils étudient l'anatomie dans Paul De Jean (Παῦλος Ἰωάννου), la physiologie dans une traduction de Küss et Duval, par Santorinaeus, les accouchements dans la traduction du Traité de Joulin, et dans celle de Scanzoni, la pathologie interne dans Niemeyer-Seitz, traduit par Karamitsas, la pathologie externe dans la traduction de Billroth et Roser par Manginas, la pathologie générale dans Uhle et Wagner, traduction de Menglides, l'histologie pathologique dans Rindfleisch, traduction de Santorinaeus, les maladies vénériennes dans Cullerier, traduit par Ballanus.

Pour la matière médicale et la thérapeutique, les Grecs ont l'ouvrage original d'Aphentouli (Φαρμακολογία) ; pour les maladies des enfants et des femmes, les livres de Βιτσάρη (Vitsari) et enfin, pour la toxicologie, M. Georganta, professeur de médecine légale et de toxicologie à la Faculté d'Athènes, a publié une Méthode pour la recherche des poisons.

A. CORLIEU.

Charly-sur-Marne, 27 août 1882.

LES MÉDECINS GRECS

DEPUIS LA MORT DE GALIEN

JUSQU'A LA CHUTE DE L'EMPIRE D'ORIENT

(210-1453)

« Audio reclamantes librorum con-
temptores, qui nihil legunt, nisi novi-
ter inventum, qui auctores nunquam
nominant, quin una refutent. Vulgo
ita sentitur in gente ingeniosa... »
(HALLER, *Præf. ad Elementa
Physiologiæ*, p. VII.

CHAPITRE PREMIER

ÉTAT DE LA MÉDECINE A LA MORT DE GALIEN.

Quand mourut Galien, en 201 ou 210 après J.-C., les
sciences médicales étaient fixées pour longtemps. Depuis
Galien jusqu'à Vésale, mort en 1564, l'anatomie ne fit guère
de progrès ; la physiologie resta stationnaire. En rappelant
l'état de la science telle que Galien l'a laissée, nous verrons
plus exactement les quelques progrès qui ont été réalisés
pendant près de quatorze siècles.

Rassemblant les matériaux laissés par Aristote, Érasistrate,
Hérophile, Marinos, son maître Pélops, Ælien, Galien ré-
suma une anatomie qui fut le seul guide jusqu'au XVI⁰ siècle. Il créa en outre la physiologie expérimentale.

Il nous importe peu de savoir si Galien a disséqué des
cadavres humains : la plupart de ses dissections ont été faites sur des singes ou d'autres animaux ; néamoins la lec-

ture de ses écrits nous confirme dans notre opinion qu'il n'est pas resté étranger à l'anatomie humaine.

On connaissait assez bien l'ostéologie qu'on avait étudiée sur des squelettes rapportés d'Alexandrie, Galien, dans son livre Περὶ ὀστῶν (1), écrit pour les élèves (T. II, 731-778), divisait les os en os longs à canal médullaire et en os plats, sans canal : il distinguait les apophyses, les épiphyses, les diaphyses. Les os du crâne étaient connus ; on considérait les dents comme des os et leur mode d'évolution était nettement décrit (p. 753). On connaissait les 24 vertèbres (σπόνδυλοι), terminées par l'os sacré (ἱερὸν ὀστοῦν) et le coccyx. On a peu ajouté aux descriptions que donne Galien du sternum, des côtes, des vertèbres, de la clavicule. Les descriptions de l'humérus, du radius, du cubitus, du carpe, du métacarpe, des doigts étaient nettes et précises, aussi bien que celles des os des membres inférieurs.

L'étude de l'arthrologie était aussi avancée que celle de l'anatomie. Galien admettait deux genres d'articulations (p. 735), auxquelles il avait donné les noms de diarthrose et de synarthrose. La diarthrose ou articulation avec mouvement se subdivisait en énarthroses, — arthrodies, — ginglymes. La synarthrose ou articulation sans mouvement était subdivisée en sutures, — gomphoses, — harmonie. L'harmonie, expression aujourd'hui abandonnée, indiquait la synarthrose linéaire, ou par une simple ligne, κατά γραμμὴν ἁπλῆν, comme dans la symphyse pubienne.

Avant Galien, l'étude des muscles était peu connue. Pelops, Marinos, Lycas, Ælien avaient écrit sur la dissection des muscles, mais d'une façon tout à fait incomplète. C'est à Galien qu'on doit le premier traité sur ce sujet. il a pour titre Περὶ μυῶν ἀνατομῆς (T. XVIII, 926-1026), *Sur l'anatomie des muscles*.

Les muscles étaient définis « des corps nerveux mélangés

---

(1) C'est l'édition grecque-latine de Kühn (34241) qui nous a servi dans ce travail. — *Lipsiæ*, 1821-1833, 20 vol, in-8.

de chair, faits pour le mouvement des parties du corps »
(T. xix, p. 367). On savait que des nerfs, des veines et des
artères parcourent la chair du muscle et y distribuent
le mouvement, l'aliment et la vie.

On connaissait plus de trois cents muscles (T. xviii,
p. 929) dont Galien donne la description et il en est quelques-
uns dont nous avons conservé les noms, tels que les cro-
taphites, les masséters, les crémasters, etc. Il en est d'autres qui ont été décrits pour la première fois par Galien, tels
que le muscle peaucier auquel il donne le nom de μυῶδες
πλάτυσμα ou épanouissement musculaire.

Les connaissances en angéiologie étaient moins avancées
qu'en ostéologie et en myologie. Le livre où Galien traite
des vaisseaux a pour titre Περὶ φλεβῶν καὶ ἀρτηριῶν ἀνατομῆς, *Sur
l'anatomie des veines et des artères* (T. ii, 779-830). L'ignorance qu'on avait des méthodes d'injection des vaisseaux,
jointe à celle de la circulation du sang, n'a pas peu contribué
à laisser cette branche de l'anatomie bien en retard.

On divisait les veines en veines avec pulsations et veines
sans pulsations.

Depuis Hippocrate, on comparait le système des veines
et des artères à un arbre avec ses racines et ses branches.
Les veines avaient leurs racines dans le ventre et les intestins ; le tronc était constitué par la veine cave (κοίλη ou ἡπατῖτις
φλέψ) ; les branches étaient représentées par les veines qui se
distribuent dans le cœur droit, dans les poumons et dans
toutes les parties du corps auxquelles elles portaient sa
nourriture.

Pour les artères la comparaison était analogue : il y avait
également des racines, un tronc et des branches. Partant
de cette idée que l'artère est le vaisseau où se conserve et
circule l'air (ἀήρ air ; τηρεῖν, conserver), les grecs avaient
donné le nom de ἀρτηρία à cet ordre de vaisseaux, dans lesquels ils soupçonnaient cependant la présence du sang, que
Galien a démontrée. Les racines étaient constituées par les
branches de l'artère pulmonaire ; le tronc, par la grosse artère ou aorte, nom donné par Aristote ; les rameaux, par les

artères qui partent de l'aorte pour se répandre dans les différentes parties du corps.

Au point de vue anatomique, on savait que les tuniques des artères sont plus épaisses que celles des veines ; on croyait que les veines n'avaient qu'une tunique, tandis que les artères en avaient deux, une externe, semblable à celle des veines et une interne (tunique moyenne) environ cinq fois plus épaisse. Si Érasistrate avait cru que les artères ne contenaient que de l'air, Galien avait démontré qu'elles ne contiennent que du sang. « Car, écrivait-il, lorsqu'une artère est blessée, le sang s'échappe. De deux choses l'une, ou bien ce sang était contenu dans l'artère, ou bien il vient d'ailleurs... S'il vient d'ailleurs, c'est l'air qui dans les blessures, devrait sortir le premier ; ce qui n'est pas... Si c'est le sang qui s'échappe de l'artère, c'est qu'il y existait avant la blessure. » (Εἰ κατὰ φύσιν ἐν ἀρτηρίαις αἷμα περιέχεται ; *Le sang est-il contenu naturellement dans les artères* (T. IV, p. 703, 723, 736)? Dans le même livre, Galien, après avoir combattu l'opinion d'Érasistrate, démontre expérimentalement la présence du sang dans les artères, en interceptant une portion d'artère entre deux ligatures et en en faisant la section.

On connaissait l'anastomose des veines et des artères, et on croyait à l'existence de petits pertuis établissant la communication entre les deux cœurs.

On avait une notion assez exacte du trajet des veines. Pélops avait cru qu'elles venaient du cerveau : Érasistrate plaçait leur origine dans le cœur; Galien, dans la veine cave. On croyait que les veines puisaient leur nourriture dans les intestins, la portaient au foie par la veine qu'on appelait στελεχιαία φλέψ (veine ayant la forme d'un tronc). On appelait *portes du foie* (ἥπατος πύλαι) l'endroit par lequel ces veines pénètrent dans le foie, d'où le nom de veine des portes et par abréviation *veine porte* qui lui est resté. Le foie était considéré comme la fabrique du sang, qui par l'abouchement des veines sus-hépatiques dans les veines caves, sortait de cet organe et se répandait par les veines dans tout l'organisme.

On connaissait les veines du cerveau, les veines dites de Galien, le pressoir ou confluent d'Hérophile, celles des poumons, les veines coronaires du cœur, la veine azygos (ἄζυγος), que les latins appelaient *cœlebs*, solitaire (T. xv, p. 529), les veines du pancréas, des reins, de l'utérus, les veines mammaires, diaphragmatiques, épigastriques, épiploïques, les veines des membres, etc., etc.

Nulle part, avait dit Galien, l'artère ne marche sans la veine; mais partout où il y a un vaisseau artériel, là aussi se trouve une veine (*De l'utilité des parties,* l. XVI, ch. 13). La connaissance des veines impliquait nécessairement la connaissance des artères.

On admettait que les artères tiennent du cœur la faculté de se contracter et de battre. On n'était pas bien d'accord pour préciser si elles battaient, parce qu'elles étaient remplies d'esprit ou bien si elles se remplissaient des esprits vitaux en battant. (T. v, p. 560.) Érasistrate et ses disciples soutenaient la première opinion qui était combattue par Galien, s'appuyant sur l'expérimentation. Dans son livre Εἰ κατὰ φύσιν... (p. 711), il dit : « Les artères contenant du pneuma, lorsqu'elles se contractent, elles reçoivent un autre pneuma qui vient du cœur qui en est plein ; ce pneuma remplit la cavité des artères, et pendant qu'il sort, a lieu la diastole. Mais, après que les artères se sont vidées, elles se contractent de nouveau... » Ailleurs, Galien ajoute : « Je n'ignore pas qu'Archigènes et ses prédécesseurs ont dit que lorsque l'artère se contracte, elle s'emplit de pneuma (par aspiration) ; lorsqu'elle se dilate, elle le vide. » (T. v, p. 162.) Dans l'Utilité des parties, Galien dit que le cœur se dilate pour attirer la substance utile ; il s'arrête pour en jouir et se contracte pour expulser le résidu (Ed. Daremberg, t. I, p. 403). On se tirait encore d'embarras en disant que le cœur avait « la faculté » contractile et qu'il la transmettait aux artères.

On croyait que les artères portaient l'esprit vital dans tout le corps ; qu'elles le puisaient dans l'air qui pénétrait par la trachée et les bronches dans les poumons ; que cet esprit s'emmagasinait dans le cœur, l'aorte, d'où il était ensuite répandu dans tout le corps. Il était exhalé par l'expiration en égale quantité. (T. IV, p. 511.)

On admettait ainsi deux espèces de sang, un sang rouge foncé (ἐρυθρόν) destiné à l'alimentation du corps ; un sang rouge clair (ξανθόν) destiné à porter les esprits animaux ou vitaux dans l'économie.

La description du cours des artères était assez complète et assez exacte, tant de celles des viscères que de celles des membres.

On connaissait assez bien l'anatomie du cœur, qu'on considérait comme une chair dure et non comme un muscle, car il est formé de fibres longitudinales et transversales, tandis que, selon Galien, les muscles n'ont que des fibres longitudinales. On connaissait les valvules, les ligaments (colonnes charnues), les oreillettes et les ventricules, les artères et les veines pulmonaires, la communication des ventricules dans la vie fœtale. Les expressions de valvules sigmoïdes, triglochines étaient employées bien avant Galien. On savait aussi l'existence du péricarde.

Le cœur était considéré comme le principe de la vie, la source de la chaleur animale. Il était nourri par la veine cave, innervé par une branche de la sixième paire de nerfs. Il était le principe du pouls, ce qu'on expliquait en disant qu'il avait la faculté pulsative. Il était l'origine du sang rouge vif, ou artérieux (ξανθόν), contenant le pneuma. On reconnaissait l'existence de deux sangs dans le cœur (T. V, p. 527) ; le sang artériel était plus subtil, plus léger, plus vaporeux (ἀτμωδέστερον).

Le foie était le viscère dans lequel se faisait la sanguification. On le disait formé d'une chair épaisse et dense ; le sang y était amené par les veines intestinales qui formaient la veine stéléchiaia ou tronc qui pénétrait par les portes du foie (veine porte). La division des branches de la veine porte était connue, ainsi que les artères qui lui portaient l'esprit vital. Outre la fonction de sanguification, on reconnaissait

encore au foie celle de faire la bile, qu'on considérait comme
une humeur dont se débarrassait le sang. Quand le sang
était formé dans le foie, il se répandait dans la veine cave
inférieure et passait dans l'oreillette droite du cœur.

Les poumons étaient décrits, non seulement comme les
organes de la respiration, mais encore comme l'instrument
de la voix et le réservoir des esprits vitaux. C'est dans les
poumons que le sang porté par les artères pulmonaires venait se rafraîchir par son contact avec l'air. On les disait
formés d'une chair très légère, comme si elle provenait de
l'écume. Ils étaient nourris par un sang pur, léger et plein
d'esprit (αἵματος ξανθοῦ καὶ λεπτοῦ καὶ πνευματῶδους). Le sang qui
était envoyé du cœur aux poumons avait toutes ces propriétés. On savait qu'ils étaient enveloppés d'une membrane
mince, la plèvre (ὑμὴν ὑπεζωκώς, membrane environnante) qui
recevait les nerfs provenant du grand nerf (ou pneumogas-
trique). On admettait deux plèvres, une droite et une gauche, ce qui les différencie du péritoine qui est simple.

Les connaissances en névrologie étaient relativement
assez étendues. Si Galien n'avait pas disséqué de cerveaux
humains, il avait étudié avec soin le cerveau des singes et
des bœufs. Il avait établi que les nerfs émanent du cerveau
et de la moelle et non pas du cœur. (T. ii, p. 831-836.)
Sous le rapport anatomique, on savait que le cerveau est
séparé des parois internes des os du crâne par une membrane dure (μήνιγξ σκληρά) qui est une membrane protectrice.
Au-dessous de celle-ci est une autre membrane mince
(μήνιγξ λεπτή), qui s'insinue dans les ventricules, se replie
sur elle-même pour former les plis ou plexus choroïdes
(πλέγματα χοροειδῆ). Cette membrane est parcourue par de petites veines, de petites artères, et enveloppe immédiatement
le cerveau. Aujourd'hui, on appelle ces deux membranes
ou méninges la dure-mère et la pie-mère.
Quant aux détails, on trouve dans Galien la description
des lobes du cerveau, du cervelet, de la substance grise,
au-dessous de laquelle est la substance dure ou corps cal-

leux (σῶμα τυλῶδες), des deux ventricules antérieurs, aboutissant à l'ethmoïde ou os crébreux (1). On croyait que c'était par les trous de cet os que le cerveau pouvait inspirer et expirer l'air, ce qui faisait expliquer à Galien les mouvements du cerveau : on pensait aussi que c'était par ces trous que les excréments du cerveau se portaient dans le nez pour être expulsés. Galien décrit aussi le troisième ventricule sur lequel repose le conarium (ᾧ τὸ κωνάριον ἐπιβέβηκε) (T. II, p. 728), et le ventricule du cervelet ou quatrième ventricule, qui n'était pas admis par tous ses prédécesseurs. Hérophile avait décrit le κάλαμος, *calamus scriptorius*; d'autres avaient décrit l'entonnoir, la glande pituitaire, le corps vermiforme, les éminences *nates* (γλουτά) et *testes* (διδύμοι ὄρχεις).

On croyait que les ventricules recevaient les humeurs superflues du cerveau et l'air du dehors, et que ces humeurs étaient sécrétées par les veines du plexus choroïde.

On admettait que les nerfs émanant du cerveau sont plus mous que ceux émanant du cervelet, parce que ces derniers sont destinés au mouvement, tandis que les autres sont réservés pour les sensations.

Dans son livre sur la dissection des nerfs (T. II, p. 831-856), Galien considère le nerf comme composé d'une partie centrale provenant de la substance du cerveau et de deux enveloppes qui sont des prolongements des deux méninges.

On connaissait sept paires de nerfs émanant du cerveau et du cervelet et trente paires émanant de la moelle épinière.

La première paire était constituée par les nerfs optiques (1re paire des modernes);

La deuxième, par les moteurs de l'œil (3e et 6e);

La troisième, par les nerfs qui se rendent aux tempes, aux mâchoires, aux gencives, en un mot, à tous les muscles de la face et des organes du goût (5e paire);

---

(1) C'est dans le livre IX des Démonstrations anatomiques que Galien traite de l'anatomie du cerveau; malheureusement, une partie de ce livre a été perdue.

La quatrième paire se réunissait avec la troisième pour former les nerfs du palais (5e paire en partie) (1) ;

La cinquième paire (7e et 8e des modernes) fournissait deux branches, l'une pour l'audition (nerf auditif), l'autre s'engageant dans les muscles ;

La sixième paire (9e, 10e et 11e des modernes) est composée de trois branches qui correspondent aux nerfs pneumo-gastriques, glossopharyngiens et spinaux. Leur trajet était bien connu des médecins grecs. Galien avait parfaitement établi les propriétés de quelques-uns d'entre eux. Il avait démontré expérimentalement l'influence du nerf récurrent sur la phonation. « Si nous lions ce nerf, dit-il, l'animal devient sur-le-champ aphone.. εἰ βρόχῳ διαλαμβάνομεν, τὸ ζῶον αὐτίκα ἄφωνον γίνεται ». (T. II, p. 841.)

Enfin, la septième paire, qui correspond à la douzième des modernes, se ramifie dans les muscles de la langue.

Dans le traité Περὶ ἀνατομικῶν ἐγχειρήσεων (*Sur les démonstrations anatomiques*, livre VIII, chap. 9), Galien expose le résultat des expériences faites sur la moelle épinière. On savait que toute incision de la moelle, faite entre la première et la deuxième vertèbres cervicales, détermine la mort instantanée ; — qu'entre la troisième et la quatrième vertèbres, la section provoque l'arrêt de la respiration et l'immobilité du thorax ; — qu'après la sixième vertèbre, elle donne lieu à la paralysie des muscles du thorax, l'animal ne respirant plus que par le diaphragme ; on connaissait l'action du nerf phrénique (T. II, p. 696). On savait encore qu'au-dessous du thorax, la lésion de la moelle détermine la paralysie des extrémités inférieures, celle de la vessie et des intestins.

Les trente paires de nerfs médullaires, plus durs, servent au mouvement et à la sensibilité, et fournissent à la peau, aux muscles, à la vessie, au rectum, aux organes génitaux, etc.

La moelle épinière était comme un second cerveau. Les

---

(1) Ce n'est qu'en 1758 que Meckel a bien étudié ce nerf.

nerfs qui en émanent et qui sortent par les trous vertébraux communiquent à tout le corps les facultés de se mouvoir et d'être sensible. Pour le prouver, Galien sectionnait le nerf principal d'un membre, et on voyait immédiatement que les parties situées au-dessous de la section restaient immobiles et insensibles à la douleur.

Les nerfs étaient divisés en nerfs *mous* et en nerfs *durs*, les premiers émanant des parties molles de l'encéphale, les seconds émanant des parties dures et surtout de la moelle épinière, qui est le principe de tous les nerfs durs. (*De l'utilité des parties*, Livre IX, ch. 14.)

Mais si l'on reconnaissait des nerfs du mouvement et de la sensibilité, on ignorait l'action des filets antérieurs et des filets postérieurs de la moelle. Galien avait presque touché cette grande découverte de Magendie.

Galien avait vu les renflements nerveux ganglionnaires ; car dans le chapitre XVI, *Sur l'utilité des parties*, il dit : « Il existe encore une autre disposition admirable de la nature, que ne connaissent pas les anatomistes. Quand elle doit conduire un nerf par un long trajet, ou l'employer au violent mouvement d'un muscle, elle entrecoupe sa substance d'un corps plus épais, mais du reste semblable. Vous croiriez, en effet, voir un nerf s'enrouler sur lui-même ; il vous semblera, au premier aspect, surajouté et développé autour de ces nerfs ; puis en disséquant et en examinant avec soin, vous trouverez que ce n'est pas un corps surajouté ni développé autour du nerf, mais une certaine substance semblable aux nerfs, unie de tout point et parfaitement identique à la partie du nerf qui vient à elle et qui lui fait suite. Cette substance, semblable à ce qu'on appelle ganglion (γάγγλιον), a pour but de renforcer, d'épaissir les cordons nerveux, en sorte que la portion du nerf qui lui fait suite paraît évidemment d'un diamètre supérieur à celui qui la précède. Vous verrez que cette substance existe dans certaines autres parties, et dans ces nerfs descendus de l'encéphale, vous la rencontrerez, non pas une fois ou deux, mais six fois ; la première, dans le cou, un peu au-dessus du

larynx (*ganglion cervical supérieur*) ; la deuxième, quand
ces nerfs entrent dans le thorax (*ganglion cervical inférieur*), pour aller aux racines des côtes ; en troisième lieu,
au moment où ils sortent du thorax (*ganglion semi-lunaire*).
Puisqu'un corps semblable se trouve trois fois dans l'un et
l'autre côté de l'animal, c'est-à-dire à droite et à gauche,
nous avons dit avec raison qu'on l'y rencontrait six fois. »
(Trad. Daremberg, T. ii, p. 172.)

Galien avait connu les glandes salivaires et probablement
aussi les conduits excréteurs, si l'on en croit Oribase, qui
en aurait fait la description d'après un livre de Galien, malheureusement perdu.

On savait que le larynx est formé de trois cartilages et de
quatre muscles (T. v, p. 233), qu'il est parcouru par des
filets nerveux provenant du nerf vague (T. iii, p. 577), et
qu'il est l'instrument de la voix. La trachée était appelée
l'artère par excellence (ἀρτηρία κατ' ἐξοχήν), et elle reçoit des
rameaux du nerf vague : quatre muscles entrent dans sa
composition (T. xviii, B., p. 949).
On attribuait au thymus la propriété d'empêcher la veine
cave de toucher les os et de rendre fixes les parties qui sont
en contact avec lui (T. iii, p. 424).

On reconnaissait à l'œsophage deux tuniques, l'une ayant
pour propriété d'entraîner les aliments dans l'estomac ;
l'autre, ayant la propriété de les faire rendre par le vomissement (T. viii, p. 332).
L'estomac était considéré comme un viscère et non
comme un muscle (T. xvi, p. 172). On lui reconnaissait
également deux tuniques (T. ii, p. 568 ; xvi, p. 343) ; on
savait qu'il est formé par des fibres droites et par des fibres
courtes ou circulaires. On considérait sa tunique externe
comme formée par le péritoine (T. iii, p. 293), et sa tunique interne comme continue à celle de la bouche et de
l'œsophage. On savait qu'il reçoit des veines, des artères, et
que les nerfs qui le parcourent proviennent des nerfs mous

du cerveau (T. III, p. 727 ; T. IV, p. 271). Sous le rapport fonctionnel, on obéissait aux idées humoristes de l'époque. On attribuait à l'estomac une propriété de « coction » des aliments, qu'il préparait pour le foie où se faisait la sanguification (T. xv, p. 233, 385).

Comme l'estomac et l'œsophage, les intestins sont composés de deux tuniques : on connaissait leurs fibres transversales, leurs villosités, leurs valvules conniventes, leurs mouvements antipéristaltiques. On les divisait en six portions : 1° l'ecphysis (ἔκφυσις), nom donné par Erasistrate à la partie que nous appelons duodénum ; 2° le νῆστις ou jéjunum ; 3° l'intestin grêle (λεπτόν) ; 4° le cæcum (τυφλόν) ; 5° le côlon (κῶλον) et 6° le rectum (ἀπευθυσμένον).

On savait que les intestins sont percés d'un nombre infini d'orifices de veines qui reçoivent pour la sanguification la partie nutritive des aliments. Ces orifices étaient considérés comme constitués de telle sorte que la partie des aliments, qui dans l'estomac est changée en chyle, pût être transportée par les veines au foie, pour la sanguification. On leur reconnaissait aussi une propriété de coction (T. III, p. 269, 323, 324).

On savait que les reins ont pour fonction de purger le sang et d'en séparer l'urine, qu'ils reçoivent des veines et des artères et que le volume des unes est égal à celui des autres (T. III, p. 364). On connaissait le trajet que parcourt l'urine pour arriver dans la vessie.

Galien admettait, avec les Stoïciens, cinq sens, la vue l'ouïe, l'odorat, le goût et le toucher. (Περὶ φιλοσόφου ἱστορίας, T. xix, p. 303.)

Les connaissances des anciens sur l'œil et la vision laissaient beaucoup à désirer. Néanmoins il y a, dans Galien, des idées remarquables d'anatomie générale.

L'œil était considéré comme formé par le prolongement du nerf optique, qui lui-même est un prolongement du cerveau.

Il est constitué, comme le cerveau, par des méninges et de la matière cérébrale.

La méninge dure ou dure-mère fournit la tunique ou membrane dure de l'œil (σκληρὸς χιτών) *sclérotique*. Cette membrane embrasse la portion de méninge légère ou pie-mère qui contient des vaisseaux et qu'on appelait tunique ou membrane choroïdienne (χοροειδὴς χιτών) *choroïde*, nom donné à cause de l'analogie de cette membrane avec le chorion du fœtus. La choroïde enveloppe, sans y adhérer, la membrane placée sous elle, qu'on comparait à un filet ou rets (*rete*), et qu'on appelait pour cette raison ἀμφιβληστροειδὴς χιτών, *rétine*. Cette membrane qui contient des vaisseaux était considérée comme apportant l'aliment à l'humeur contenue dans la grande cavité de l'œil.

Galien confondait la rétine avec ce que nous appelons la membrane hyaloïde.

La partie antérieure de l'œil est constituée par une tunique résistante, transparente, d'aspect corné (κερατοειδὴς χιτών), la *cornée*, et qui était considérée comme formée par la sclérotique.

Cette membrane est recouverte par une autre membrane transparente, superficielle (ἐπιπεφύκως χιτών), la *conjonctive*.

On appelait ἶρις, *iris*, le cercle au niveau duquel se réunissent toutes les membranes de l'œil, au nombre de sept. Nous verrons plus loin quelles étaient ces sept membranes.

« Les anciens, dit Sappey (Anat., t. III, p. 783), considéraient la choroïde et l'iris comme une seule et même membrane, qu'ils comparaient pour sa forme, ainsi que pour sa couleur, à un grain de raisin (*uva*) dont le pédicule aurait été arraché ; de là le nom de ῥαγοειδής... »

Dans le cercle iris est enclavée une substance blanche et modérément dure, analogue au cristal (κρυσταλλοειδὲς ὑγρόν), d'où le nom de *cristallin*. Sa forme lenticulaire était connue. On l'expliquait en disant que les corps sphériques communiquent avec les objets perçus par moins de leurs parties que les corps plans. On le disait nourri par un aliment approprié qu'on appelait ὑαλοειδὲς ὑγρόν, *l'humeur vitrée*, sans laquelle il se dessécherait.

Entre la cornée et le cristallin, dans l'espace que nous appelons la chambre antérieure de l'œil, est une humeur ténue et pure, ὠοειδὲς ὑγρόν, *l'humeur aqueuse*, contenant un air pur, volatil et lumineux, πνεῦμα, analogue à la partie aérée qui est dans l'œuf.

Il nous est facile maintenant de comprendre les tuniques ou membranes qui semblaient se terminer, comme si elles étaient coupées à l'emporte-pièce, pour former l'iris. Ces sept tuniques sont constituées par quatre cercles mous et par trois cercles durs :

A. *Cercles mous :* 1º la rétine, — 2º la choroïde, — 3º le cristallin, — 4º l'humeur vitrée.

B. *Cercles durs :* 5º la sclérotique, — 6º l'épanouissement du tendon des muscles de l'œil, — 7º la conjonctive.

On connaissait les corps charnus (*caroncules lacrymales*) situés au grand angle de l'œil, dont la propriété était de recouvrir l'ouverture des fosses nasales (*canal lacrymal*). On connaissait aussi les points et les conduits lacrymaux.

Quant à la théorie de la vision, elle se résumait dans le passage des rayons lumineux à travers la cornée, la pupille, le cristallin, dans leur épanouissement sur la rétine et la perception par le nerf optique qui transmettait l'image à l'encéphale, réservoir de toutes les sensations. A défaut d'explication plus probante, Galien disait que c'était la divinité qui lui avait révélé que, sans la rencontre (chiasma) des nerfs optiques, les objets auraient été vus doubles.

Les organes de l'ouïe étaient peu connus. On se bornait à dire que l'os du crâne est creusé en forme de labyrinthe et que l'oreille externe est formée par une partie cartilagineuse, sans chair, et à peine pourvue de vaisseaux sanguins, et qu'une partie du nerf de la cinquième paire lui est destinée. On expliquait le phénomène de l'audition en l'attribuant à un air subtil qui était dans l'intérieur de l'oreille, enfermé dans des membranes sur lesquelles s'épanouit le nerf de la cinquième paire, qui a pour fonction de transmettre les sons au cerveau.

On savait que les narines sont les organes de l'odorat; on croyait qu'elles communiquaient avec le cerveau dont elles étaient l'émonctoire. On reconnaissait qu'elles sont formées d'une partie cartilagineuse et d'une membrane interne recevant des vaisseaux et des nerfs et formée par un prolongement de la dure-mère. On pensait que les odeurs étaient transmises directement au cerveau par les trous de l'os ethmoïde, attirées et expulsées par les mouvements d'inspiration et d'expiration du cerveau.

On considérait l'odorat et le goût comme deux organes congénères. La langue est l'organe du goût, et c'est le nerf de la troisième paire qui a pour mission de transmettre les sensations à l'encéphale.

On avait des idées générales sur la peau, que Galien définit « un corps nerveux recouvrant tout le corps de l'homme » (T. XIX, p. 370). On admettait aussi une peau interne (muqueuse). On savait qu'elle est percée de trous nombreux ou pores par lesquels s'échappent les humeurs superflues (T. XI, p. 402 ; T. XV, p. 253). Au-dessous de cette enveloppe superficielle ou épiderme, est une peau plus épaisse ou derme, qu'on croyait formée de la substance des ligaments et des os, tandis que la peau superficielle tient de la nature du nerf et de la chair. Par sa constitution nerveuse, on expliquait sa propriété tactile.

Les opinions qu'on professait à la mort de Galien sur les organes sexuels et sur la génération ont régné pendant des siècles.

On trouvait une analogie complète entre les organes sexuels de l'homme et ceux de la femme : « Toutes les parties de l'homme, disait Galien (*De l'utilité des parties*, Liv. XIV, ch. 6), se trouvent aussi chez la femme. Il n'y a de différence qu'en ceci, c'est que les parties de la femme sont internes et celles de l'homme externes, à partir de la région dite périnéale. »

Aux testicules, disait-on, correspondent les ovaires qui sont des testicules femelles. Les uns et les autres sécrètent du sperme, abondant, épais et chaud chez l'homme, imparfait chez la femme. Le testicule droit, chez la femme, est plus chaud que le gauche; c'est pourquoi les mâles sont engendrés par le mélange du sperme de l'homme avec celui du côté droit de la femme; les filles sont engendrées par le mélange avec le sperme du côté gauche.

On connaissait l'épididyme, les vaisseaux spermatiques ou canal déférent chez l'homme; on savait que le sperme est élaboré dans le testicule et quel trajet il a à suivre avant son émission. Il est inutile de rappeler le rôle qu'on faisait jouer aux esprits vitaux dans le phénomène de l'érection : on reconnaissait une influence mécanique à la prostate dans ce phénomène.

Quant à l'utérus, on le considérait comme formé de deux cavités, auxquelles aboutissent deux conduits qui portent la semence des ovaires jusqu'à la matrice (ligaments et trompes), analogues aux vésicules séminales et aux canaux spermatiques ou déférents chez l'homme. On reconnaissait deux membranes dans la formation de l'utérus, l'une externe, nerveuse et forte; l'autre interne, veineuse et double. On expliquait l'existence des fibres droites et transversales, ayant pour but, les unes d'attirer la semence de l'homme, les autres de faciliter l'expulsion des règles, des humeurs et du fœtus. Le col de l'utérus est formé par un muscle dur et cartilagineux.

Aristote pensait que le fœtus est formé par le mélange du sperme de l'homme avec le sang menstruel de la femme, théorie combattue par Galien, qui attribuait la formation du fœtus au mélange des deux spermes (T. ɪv, p. 167). Dans ses traités Περὶ σπέρματος (*Sur la semence*), et Περὶ κυουμένων διαπλασέως (*Sur la formation des fœtus*), il établit que les semences masculine et féminine mélangées forment les membranes (T. ɪv, p. 536). Dans la membrane interne ou amnios est un liquide dans lequel se meut le fœtus. La membrane moyenne, ou allantoïde reçoit l'urine du fœtus. La membrane externe ou chorion (χορίον) est la membrane que parcourent les vaisseaux artériels et veineux qui portent l'aliment de la mère au fœtus (T. ɪv, p. 538).

On admettait que le fœtus est formé dans l'ordre suivant :

1º Le foie est formé par le sang ;

2º Le cerveau est formé par la semence ;

3º Le cœur est formé par le sang ;

4º La semence forme, outre le cerveau, les veines, les artères et les nerfs.

On trouve dans Galien la pathologie générale en principe. Il professait cette doctrine qu'il n'y a pas de lésion de fonctions, sans affection des parties : μηδέποτε βλάπτεσθαι μηδεμίαν ἐνέργειαν ἄνευ τοῦ πεπονθέναι τὸ ποιοῦν αὐτὴν μόριον (T. VIII, p. 29) (*Des lieux affectés*, l. I, ch. 2). C'est la théorie que nous avons vu ressusciter sous le nom d'organicisme. Archigènes prétendait, au contraire, que des fonctions peuvent être lésées sans que l'organe soit affecté.

Pour connaître le lieu malade, ou la maladie, Galien recommandait d'étudier le siège du mal, la fonction lésée, les matières excrétées, les symptômes spéciaux. « Je recherche toujours, disait-il, quel lieu affecté, primitivement ou sympathiquement, a produit la lésion de la fonction, et quand je suis certain d'avoir découvert la partie, je recherche immédiatement la diathèse de cette partie, puis, de ces deux notions, je tire l'indication de tout le genre de traitement à adopter, relativement à la découverte des substances convenables, à la quantité et à la qualité des remèdes, considérant en même temps l'âge et la nature du malade, la saison et le pays et toutes les particularités qui ont été déjà souvent rapportées dans l'explication des livres d'Hippocrate » (l. III, ch. 4. Trad. Daremberg, T. II. p. 547).

On admettait donc des maladies locales, — et des maladies diathésiques ou constituées par l'altération des humeurs, — des maladies sympathiques.

Il y a seize cents ans que ces principes ont été écrits; on les signerait encore aujourd'hui. Mais on se perdait en considérations métaphysiques, lorsqu'on s'abandonnait aux théories des humeurs, au chaud, au froid, au sec, à l'humide, et ces idées ont régné jusqu'à la fin du XVIIIᵉ siècle.

Si l'on ne connaissait pas l'auscultation, on attachait une grande importance aux deux phénomènes appelés *diastole* et *systole*, et à l'observation du pouls.

La diastole était pour ainsi dire le développement et la dilatation du cœur et des artères en longueur et en largeur, sensibles à la main. La systole était le phénomène opposé.

Le pouls était divisé et subdivisé en un nombre infini de variétés, ce qui prouve un esprit de minutieuse observation, à l'époque où l'on ignorait la circulation du sang. Il était distingué en grand, petit, moyen, plein, vide, dur, mou, humide, sec, chaud, froid, violent, languissant, précipité, lent, fréquent, rare, réglé, confus, égal, inégal, bien rhythmé (εὔρυθμος), non rhythmé (ἄῤῥυθμος), mal rhythmé (κακόρυθμος), pararhythmé (παράρυθμος), c'est-à-dire plus qu'il ne convient à l'âge, hétéro-rhythmé (ἑτερόρυθμος), non approprié à l'âge, ecrhythmé (ἔκουθμος) en dehors de l'âge et des circonstances, tremblant, oblique quand il y a anomalie artérielle, court (μύουρος); dicrote, arachnoïde (ἀραχνοειδής) ou filiforme, intermittent, caduc, capricant, récurrent, formicant (T. XIX, p. 404).

Les urines étaient examinées avec un grand soin, parce qu'étant l'émonctoire du sang, on les considérait comme le véritable criterium de la santé. Aussi, verrons-nous par la suite beaucoup d'écrits sur les urines.

On considérait dans les maladies quatre états ou périodes : périodes de début, d'augmentation, de maturité et de déclin. Dans les deux premières, les humeurs sont à l'état de crudité ; pendant la troisième se fait la coction ou l'élaboration des humeurs ; dans la quatrième, a lieu l'élimination. Nous n'avons pas d'autre division.

On reconnaissait des maladies à marche continue ; d'autres, à marche rémittente, — modification du type continu sous forme de paroxysmes, — d'autres à forme intermittente, dont les différentes variétés étaient nettement caractérisées.

Parmi les maladies aiguës, on rangeait la phrénitis, la

léthargie, la pleurésie, la péripneumonie, les fièvres ardentes et continues.

On considérait comme maladies suraiguës, la synanche, la cynanche, l'apoplexie, le choléra, le tétanos et les maladies analogues (T. xix, p. 387).

On appelait maladies chroniques celles qui changeaient en bien ou en mal après des mois, des années, et, quelquefois, ne finissaient qu'avec les malades eux-mêmes. Parmi ces maladies, on plaçait le tabes, l'épilepsie, l'arthritis, la néphrite, l'hydropisie, le marasme et autres maladies semblables.

On attachait une grande importance au pronostic, et Galien ajouta peu au livre d'Hippocrate.

Galien n'a pas laissé de pathologie proprement dite. Elle se trouve un peu disséminée dans ses différents écrits, — dans les *Lieux affectés*, dans les traités sur les fièvres, sur l'inflammation, sur la conservation de la santé, etc. Il faudrait un volume pour en donner un résumé. Néanmoins, nous pouvons la diviser en pathologie générale et en pathologie spéciale.

Nous avons donné plus haut une idée de ce qu'était la pathologie générale de Galien. Quant à la pathologie spéciale, nous la diviserons en maladies générales et en maladies locales.

Dans son Traité sur la différence des fièvres (T. vii, p. 275), Galien, après avoir défini la fièvre « une production de chaleur contre nature », admet des fièvres sans cause matérielle et des fièvres résultant de lésions d'organes.

On divisait les fièvres en continues et intermittentes. Dans les fièvres continues, on plaçait la fièvre éphémère (courbature), la fièvre épiale (ἠπίαλος) avec frisson et chaleur, — la fièvre synoque (σύνοχος), continue, sans rémission, ni interruption (c'est notre fièvre typhoïde légère); — le typhus (τυφώδης), ou fièvre continue avec stupeur (τῦφος) et troubles intellectuels; — la fièvre ardente (καῦσος), avec chaleur, sécheresse et coloration noire de la langue, altération considérable, respiration haletante, courbature; — la fièvre lipyrique (λειπυρία), caractérisée par une chaleur vive à l'intérieur, sans augmentation à la peau ; — la fièvre fluente (ῥοώδης) avec déjections alvines, vomissements, déperdition des forces, altération et faiblesse du pouls ; — la fièvre vernale ou fièvre de printemps, occasionnée par la bile ; — la fièvre pemphigoïde (πεμφιγώδης) caractérisée par de la chaleur et la présence de phlyctènes dans la bouche ; — la fièvre ictérique (ἰκτεριώδης), avec coloration jaune de la peau, augmentation du volume du foie, sécheresse de la langue et de la peau ; — la fièvre pestilentielle ou peste ; — la fièvre torpide (νωθρός) avec céphalalgie, épistaxis, suppression des excrétions, abattement ; — la fièvre tremblante (φρικώδης), avec alternative de frissons et de chaleur, faiblesse du pouls, ballonnements du ventre, langue humide et acide, etc. (T. xix, p. 398).

Parmi les fièvres continues, les unes ont pour cause la putridité des humeurs (σῆψις τῶν χυμῶν), les autres ont leur point de départ dans les parties solides et étaient appelées fièvres hectiques (ἐκτικοὶ πυρετοί) ou parce qu'on les considérait comme fixes et tenaces, ou parce qu'on croyait qu'elles avaient leur siège dans la constitution (ἕξις) elle-même. On les appelait encore fièvres marastiques (μαρασμώδεις).

On distinguait trois variétés de fièvres intermittentes (διαλείποντες πυρετοί) ; la quotidienne était engendrée par la pituite putride : la tierce par la bile jaune ; la quarte par la bile noire (T. vii. p. 336).

L'arthritis était considérée comme une maladie de même nature que la podagre. L'arthrite était une inflammation des articulations, s'étendant de l'une à l'autre, tandis que la podagre avait son origine aux pieds, occasionnant de la douleur dans les nerfs, avec une sensation de froid ou de chaud. Cette maladie est héréditaire, peut se porter à l'estomac (T. x, p. 513), aux poumons (T. xiv, p. 275) et donne naissance à des tophus (πόροι) aux articulations. La sciatique se rattachait à l'arthritis.

Le mot *diathèse* (διάθεσις) était connu des Grecs et il avait une signification un peu différente de celle que nous lui

donnons aujourd'hui. La diathèse indiquait la manière
d'être du corps, dans l'état de santé, de maladie ou dans
l'état intermédiaire (T. vii, p. 43).

La *cachexie* (κακός ἕξις) indiquait une mauvaise constitution; elle avait pour cause une mauvaise condition du sang
(T. xix, p. 487). Il y avait cacochymie si l'altération avait
pour siège les tumeurs (T. x, p. 891); la cacochymie était
la cause des ulcères chroniques, des avortements, des can-
cers. Les ulcères étaient subdivisés en phagédéniques, herpétiques, etc. (*Méth. thérap.*, l. ii, chap. 2).

Si l'on étudie les maladies spéciales aux différents organes, on verra que certaines d'entre elles étaient assez bien
connues.

On appelait *apoplexie* (ἀποπληξία) la perte du sentiment et
du mouvement avec troubles de l'esprit, et altération des
principales fonctions. On la croyait occasionnée par une
humeur froide se portant dans les principaux ventricules
du cerveau, surtout les ventricules postérieur et moyen
(T. xix, p. 415). La différence avec la *paraplexie* était considérable, car si les apoplectiques pouvaient être paraplectiques, ces derniers, au contraire, ne pouvaient être apoplectiques. Les paraplectiques conservaient leur esprit sain
tout en ayant une partie du corps, ou bien un côté ou l'autre paralysé, tandis que les apoplectiques étaient privés à
la fois de l'intelligence et du mouvement.

L'*épilepsie* (ἐπιληψία) était considérée comme une maladie de l'esprit, dans laquelle le malade tombe avec convul-
sion, avec ou sans écume à la bouche, accompagnée du
phénomène que nous appelons actuellement l'*aura epi-
leptica*.

On appelait *carus* l'état de l'individu privé de mouvement
et de sentiment, avec intégrité de la respiration, tandis que
dans l'apoplexie la respiration était lésée.

On appelait *catochus* (κάτοχος) une affection caractérisée

par de la stupeur, de la rigidité de tout le corps. Il y avait trois espèces de catochus : 1º l'un avec une somnolence semblable à la léthargie ; 2º l'autre, dans lequel la malade restait éveillée, semblable à un tétanique avec constriction utérine ; 3º le troisième, appelé phrénétique, était un mélange de catochus et de frénésie. Aujourd'hui, le mot catochus est employé quelquefois pour désigner le *coma vigil*. C'était une variété de ce que nous appelons la catalepsie.

La *typhomanie* était une maladie caractérisée par un mélange de délire et de léthargie.

On distinguait deux espèces de *vertiges :* l'un provenant d'une affection primaire de la tête, précédée de tintements d'oreilles, de douleurs de tête ; l'autre ayant son origine dans les hypochondres.

On appelait *céphalée* une douleur de tête, ancienne et difficile à guérir, laissant le nom de *céphalalgie* à la douleur non invétérée.

L'*hémicranie* ou migraine était parfaitement connue.

On distinguait les maladies mentales en *manie* et *mélancolie :* l'essence de la dernière était la crainte et la tristesse. La première était la folie furieuse. La *phrénitis* était plus particulièrement ce que nous appelons la méningite, caractérisée par un délire violent, la gesticulation, la carphologie et une fièvre intense. Elle était causée en grande partie par la bile.

Le *tétanos*, l'*emprosthotonos* et l'*opisthotonos* étaient considérés comme des maladies de la moelle épinière.

Toutes les maladies de la gorge étaient désignées sous le nom de *cynanches* (κυνάγχαι) d'où est dérivé le mot d'*esquinancie*, que quelques auteurs ont écrit *synanches*. Galien en avait fait quatre classes bien distinctes : dans la première, il y a inflammation du pharynx ; dans la deuxième, il y a suffocation, gêne, sans inflammation perceptible au dedans ni au dehors ; dans la troisième, il y a inflammation de la

région externe du pharynx ; dans la quatrième, il y a inflammation interne et externe. Dans le livre ayant pour
titre *Le médecin*, Galien emploie le mot de *cynanche* pour
l'inflammation interne, et celui de *synanche* pour l'externe.
Il dit qu'Asclépiades avait donné comme moyen extrême
de pratiquer la laryngotomie (T. xiv, p. 734).

On signalait une autre cynanche produite par les lésions
vertébrales (T. viii, p. 238).

Parmi les maladies de la bouche, on connaissait les
aphthes, maladie spéciale à l'enfant, et produite par le lait
vicié ou mal digéré.

Les maladies des poumons étaient constituées par la
péripneumonie, ou inflammation autour du poumon avec
fièvre aiguë et dyspnée, avec ou sans crachats.

Dans la *pleuritis*, il y a douleur de côté, avec frisson,
toux, fièvre, dyspnée, produites par l'inflammation de la
membrane qui tapisse les côtes, avec ou sans crachats. La
couleur des crachats indique l'humeur qui a causé l'inflammation ; ils sont jaunes avec l'humeur bilieuse, — noirs
avec l'humeur noire ou mélancholique, — écumeux et blanchâtres avec l'humeur pituiteuse, — rouillés avec l'humeur
sanguinolente.

On savait que l'*asthme* est une maladie des organes res-
piratoires, qu'on croyait déterminée par un suc épais et
qui donnait lieu à la dyspnée et à l'orthopnée.

Les Grecs n'attachaient pas la même signification que
nous au mot *phthisie*. Hippocrate semble avoir confondu
dans la même signification les mots φθόη et φθίσις (T. xviii, A.,
p. 116). Au temps de Galien, la distinction était bien tran-
chée. Φθόη signifiait la diminution du corps et la consomption
résultant d'un ulcère, tandis que le mot φθίσις signifiait
seulement diminution et consomption, sans ulcération. La
pleurésie peut dégénérer en phthisie, avec expectoration de
crachats ronds (T. xvii, B., p. 106), fièvre lente, etc.

Dans les affections des *organes pulmonaires*, on redoutait la suppuration, et pour la prévenir, on employait les cautérisations au fer rouge sur les parois de la poitrine.

On appelait en général ἔμπυοι ceux qui ont du pus formé en collection à l'intérieur du corps ; mais les médecins avaient plus spécialement réservé ce nom pour ceux qui ont une collection purulente entre le thorax et les poumons, c'est-à-dire dans la plèvre (T. xviii, B., p. 202). Aujourd'hui, dans notre langage médical, le mot *empyème* a un peu perdu de sa signification primitive. Il indique plutôt l'opération par laquelle on donne issue à la collection purulente. Néanmoins, cette complication morbide était parfaitement connue d'Hippocrate et de Galien, qui en avaient exposé les symptômes, le pronostic et le traitement avec une remarquable précision. On savait que si ce pus n'est pas rendu par les vomissements ou par tout autre moyen, il survient une petite fièvre hectique avec exacerbations nocturnes, sueurs fréquentes, chaleur haliteuse. Hippocrate employait l'instrument tranchant pour donner issue au pus ; Léonides, d'après Paul d'Egine (Liv. vi, ch. 44), substitua le cautère actuel à l'instrument tranchant.

On distinguait l'*hématémèse* de l'*hémoptysie*. Le sang qui vient du poumon est rouge et écumeux, et est rendu après la toux ; celui de l'estomac est plus noir, non écumeux, est rendu dans le vomissement et sans toux. Le sang pouvait encore provenir du fond du pharynx. Dans le premier cas, l'indication thérapeutique consistait, surtout chez les jeunes sujets, dans les saignées dérivatives, les astringents, etc. Nous ne faisons rien de plus actuellement.

On avait désigné sous le nom de maladies du *cardia* les maladies de l'estomac, parce que les anciens appelaient καρδία la partie supérieure de l'estomac et le cœur. Les maladies de l'estomac reconnaissent pour cause une trop longue abstinence, une saignée intempestive, ou des déperditions très abondantes. On administrait des boissons glacées, de la neige.

Si l'ignorance de la circulation du sang n'avait pas permis de connaître les *maladies du cœur*, on avait admis que cet organe est la source de la chaleur naturelle et que, du moment qu'il est vicié, toutes les parties sont atteintes en même temps. On faisait dépendre presque toutes les maladies du cœur de dyscrasie, et on savait que les dyscrasies cardiaques donnent lieu à des syncopes, à des palpitations, et que certaines de ces palpitations guérissent par les saignées et un régime débilitant. Hippocrate avait dit : « Ceux qui ont des défaillances fréquentes et graves, survenant sans cause manifeste, meurent subitement. » (Aph., 2ᵉ sect., 41.) Galien n'ignorait par la gravité de la présence d'un liquide morbide dans le péricarde.

On avait des notions assez précises sur les lésions du cœur. Galien savait que la blessure pénétrant dans l'une des cavités du cœur peut occasionner la mort instantanée, par suite d'épanchement du sang, surtout quand la blessure siège à gauche (T. viii, p. 304) ; mais si la blessure n'a pas perforé le cœur et n'a intéressé que sa substance, la mort peut n'arriver que quelques jours après, par suite d'inflammation. Galien avait vu, en disséquant un singe, une tumeur contre nature siégeant dans la tunique du péricarde.

On connaissait assez bien les principales *maladies des organes digestifs*, la boulimie, l'apepsie provenant de mauvaise alimentation, certaines maladies organiques de l'estomac, les vomissements de sang, et leur influence sur les fonctions du cerveau, la lientérie ou passage des aliments, tels qu'ils ont été ingérés.

On distinguait la *diarrhée* et la *dysenterie*, la première, fréquente en été, occasionnée par l'usage de mauvais aliments, par la dentition chez les enfants ; la seconde, résultant souvent de mauvaises conditions atmosphériques et reconnaissant comme symptômes l'excrétion de matières sanguinolentes avec ténesme, occasionnés par l'ulcération des intestins.

On appelait *cholera* une maladie aiguë, avec vomissements, selles abondantes, crampes et refroidissement des extrémités (T. XIX, p. 421). On distinguait deux espèces de choléra : un choléra humide, avec vomissements et selles bilieuses, douleur d'entrailles, convulsions, crampes des jambes ; un choléra sec, provenant de la même cause, sans évacuation.

Le *volvulus* (εἰλεός) désignait l'inflammation des intestins, sans émission de vents, sans déjections, avec douleurs d'entrailles considérables.

Galien, dans le livre V, *Des lieux affectés*, traite longuément des *maladies du foie*, les unes résultant de dyscrasie, les autres produites par des tumeurs, l'inflammation, etc. Il indique leurs principaux symptômes, leurs signes diagnostiques, selon qu'il y a inflammation, ictère, squirrhe. hydatides, blessures, etc. On appelait *ictère* la maladie causée par la présence de la bile sous la peau. Il y avait fièvre ou apyrexie, chaleur intérieure et troubles stomacaux. Galien savait que, dans beaucoup de maladies du foie, bien que ce viscère ne fût le siège d'aucune tumeur contre nature, il y a hydropisie. La théorie qu'il donne de la production des hydropisies est tout à fait erronée, ce qui était inévitable, puisqu'il ignorait la circulation du sang.

On distinguait trois variétés d'*hydropisies* — l'ascite, la tympanite et l'anasarque. Hippocrate considérait l'ascite et la tympanite comme étant de la même espèce. L'ascite est produite par la présence d'eau dans l'abdomen, le scrotum, les jambes, etc. ; l'anasarque, ainsi que l'indique son nom, est caractérisée par la présence d'eau dans tout le corps. Les causes des hydropisies résidaient dans l'intempérie du cœur, la dysenterie, la suppression d'hémorrhoïdes, les hémorrhagies considérables, les maladies du foie, de la rate, les fièvres quartes (T. VII, p. 470), les inflammations de la rate, etc. On pratiquait la paracentèse, à peu près comme nous la pratiquons aujourd'hui, un peu au-dessous de l'ombilic, à gauche.

Il y avait des rapports assez intimes entre les maladies

du foie et celles de la *rate*. Si la rate était affectée d'atonie, le corps prenait une coloration noirâtre ; le squirrhe de la rate donnait lieu à l'hydropisie.

On avait donné avec une rare précision le diagnostic différentiel des diverses maladies des reins, selon qu'il y avait inflammation, ulcération ou calculs.

Parmi les maladies des *reins*, on connaissait la néphrite, les calculs, les abcès, le diabète. Galien n'avait vu que deux fois cette dernière maladie, caractérisée par une soif inextinguible, des urines abondantes. Il la considérait pour les reins et la vessie comme l'analogue de la lientérie pour l'estomac et les intestins (*Des lieux affectés*, VI, §. III, p. 675) ; il la comparait à la faim canine ou boulimie.

L'inflammation des reins donne lieu à des douleurs intolérables ; l'ulcération rend les urines sanguinolentes ou purulentes ; les calculs provoquent des crises violentes, des urines mélangées de sang et de petits graviers.

Les maladies de la *vessie* étaient assez nombreuses ; on avait décrit les calculs, les hémorrhagies, l'inflammation, l'atonie, la paralysie, les ulcères.

Parmi les maladies des *organes génitaux* de l'homme, Galien et ses prédécesseurs avaient placé l'hydrocèle, l'entérocèle, l'hydrentérocèle, le cirsocèle, le parocèle, l'épiplocèle, l'entéroépiplocèle, l'hydrocirsocèle, maladies que nous rangeons aujourd'hui, pour la plupart, dans les maladies des intestins et sur lesquelles nous reviendrons.

Le *priapisme* et les *pollutions* nocturnes étaient décrits comme des maladies dépendant du trouble des esprits animaux ou des humeurs.

Par contre, on connaissait aussi les maladies opposées, c'est-à-dire l'*impuissance*, dont l'étiologie était à peu près la même.

L'*hystérie* était considérée comme une maladie de l'utérus : on avait décrit les abcès, le cancer, les érosions, les inflammations, la rétention des règles.

Si, après avoir envisagé la pathologie dans les grandes fonctions de l'organisme, on se reporte aux différentes régions, on verra qu'à l'époque de Galien les connaissances étaient déjà très étendues.

On connaissait l'*alopécie* qu'on attribuait à un défaut de sécrétion de la peau. Le traitement reposait sur la théorie humorale et consistait en topiques excitants, euphorbe, ellébore, thapsia, etc.

La pathologie dentaire était assez avancée. Galien (T. xii, p. 848 et suiv.) décrit longuement les maladies des *dents* et des gencives, la carie, la névralgie, l'ébranlement des dents et il donne de nombreuses formules de dentifrices, dans lesquels nous trouvons la chélidoine, le pyrèthre, la clématite, la myrrhe, etc.

Les maladies connues des *oreilles* étaient les contusions, les fractures du cartilage, les écoulements purulents et fétides, la surdité, les abcès, les corps étrangers. Les liniments habituellement employés étaient l'huile, le blanc d'œuf, le lait tiède, la graisse d'oie, de renard, le lait de femme. Contre les tintements d'oreilles on conseillait le nard, les décoctions d'absinthe, le vinaigre rosat, l'huile d'amandes amères. On savait que l'otite suppurée peut se terminer par la mort.

On faisait la distinction entre les *parotides* qui surviennent dans le cours des maladies et celles qui se manifestent spontanément. On les divisait en bénignes ou malignes.

On définissait l'*ozène* « l'ulcération profonde des narines exhalant une odeur fétide ». On le traitait avec des emplâtres dans lesquels entraient le saule, l'anémone, la myrrhe, l'encens, les limaçons, le blanc d'œuf.

Les *polypes* étaient traités par la racine de bryone, la sandaraque, etc.

On traitait l'*épistaxis* par les olfactions de substances

acides, par l'introduction d'éponges dans les narines, l'application du froid sur le front, de ventouses sur la région du foie si l'écoulement avait lieu par la narine droite, sur la région splénique s'il avait lieu par la narine gauche. Si l'écoulement avait lieu des deux côtés, on les appliquait sur les hypochondres. Galien conseillait les petites saignées dérivatives (T. xi, p. 296).

On connaissait un grand nombre de maladies des *yeux* et des *paupières* et beaucoup de noms sont conservés actuellement. Nous pouvons citer la chute des paupières ou πτίλωσις, l'ectropion, l'entropion, l'hypopyon, l'orgeolet (κριθή), l'ophthalmie, le néphélion, l'épicauma, la phlyctis, le leucoma. la mydriase, la nyctalopie, le glaucome, le staphylome, le chémosis, la chalaze, la trichiase, l'amaurose, l'encanthis, l'anchilops, l'ægilops, le ptérygion, la lagophthalmie, la cataracte (ὑποχύμα), la myopsie, le strabisme, etc. On admettait un rhumatisme oculaire.

Contre les inflammations des yeux (ophthalmies), on employait les collyres de blanc d'œuf, de lait de femme, les cataplasmes de blanc d'œuf, de mélilot, de roses et de pain bouilli. S'il y avait des maux de tête, on prescrivait des ventouses scarifiées à l'occiput, des poudres sternutatoires dans lesquelles entrait le poivre.

Les maladies de *peau* connues étaient l'herpès, la lèpre, caractérisée par une peau dure, âpre, squameuse, avec démangeaison, l'alphus noir, l'alphus blanc ou leucé ou vitiligo, la psydracia, les clous, l'érysipèle, le favus (κηρίον), les achores, les éphélides, la mentagre ou dartre croûteuse du menton. Cette dernière maladie que les Grecs appelaient λειχήν aurait, d'après Pline le Jeune, été importée d'Asie, où elle régnait et se serait transmise par les baisers.

L'éléphantiasis des Grecs était caractérisé par une peau épaisse, rugueuse, des taches, des tubercules et se localisait plus spécialement vers les extrémités. Il reconnaissait pour cause l'altération des humeurs ou une mauvaise alimentation. Selon ses pricipaux symptômes, l'éléphantiasis était subdivisé en léontiasis, ophiasis, alopécie, d'après une prétendue ressemblance avec la peau d'éléphant, de lion, de serpent, de renard, et en λώбη, ou maladie affectant particulièrement les mains et les pieds. Quant au traitement, il consistait en évacuants, et c'était l'ellébore noir ou blanc qui tenait le premier rang.

On croyait que la *rage* n'affecte que le chien dans l'espèce animale; on savait qu'elle peut être communiquée à l'homme, et le nombre des médicaments employés pour la combattre était considérable.

Après avoir exposé d'une façon sommaire l'état des connaissances anatomiques, physiologiques et médicales à la mort de Galien, il nous reste à jeter un coup d'œil sur la chirurgie de cette époque.

On sait que Galien avait été nommé, à l'âge de vingt-neuf ans, médecin des gladiateurs à Pergame, fonction qui lui permit de voir un assez grand nombre de blessures par instruments tranchants, jusqu'à l'époque de son arrivée à Rome, où, obéissant à un usage établi, il laissa la chirurgie aux gens spéciaux qui l'exerçaient, pour se borner exclusivement à la pratique de la médecine. C'est dans son ouvrage qui a pour titre *Le médecin* (T. XIV, p. 674), dans sa *Thérapeutique à Glaucon* (T. XI, p. 1), et surtout dans sa *Méthode thérapeutique*, qui constitue le tome X de l'édition de Kühn, qu'il faut chercher l'état des connaissances chirurgicales à cette époque.

Galien a eu le mérite de débarrasser la théorie des *phlegmons* des idées métaphysiques qui en faisaient attribuer la cause aux esprits. Dans la *Méthode thérapeutique* (p. 879), il considère le sang comme la cause principale. Comme traitement, il conseille les émissions sanguines générales et locales, puis les fomentations émollientes, et l'incision à la partie la plus saillante, lorsque le phlegmon est arrivé à maturité : il indique la direction qu'il faut donner à l'incision. Dans l'aisselle, dans l'aine, régions faibles, il recommande les fomentations toniques avec les feuilles de myrthe, le vin.

Le changement du phlegmon en pus constituait l'*apostème* ou abcès.

Galien donne la description de l'*anthrax* ou *charbon*, très fréquent en Asie, caractérisé le plus souvent par une pus= tule, point de départ d'une ulcération avec eschare, ἕλκος ἐσχαρῶδες, autour de laquelle se développent de nombreuses vésicules semblables à des grains de millet. Il existe là une confusion entre les deux maladies. Il faisait consister le traitement en saignées générales copieuses, jusqu'à lipo- thymie ; on combattait les humeurs épaisses et malignes par des cataplasmes de plantain, de lentilles, de mie de pain et de son, et en lotions vineuses, afin de hâter la ma- turité de l'anthrax, avant d'arriver aux incisions profondes. (T. x, p. 981).

L'*érysipèle* n'était à proprement parler qu'une variété du phlegmon. Comme lui, il était considéré comme produit par l'humeur bilieuse et constitué par une tumeur avec excès de chaleur. Il ne différait du phlegmon que par la couleur, rouge dans le phlegmon, plus pâle, d'un rouge moins foncé dans l'érysipèle. C'est notre érysipèle phlegmoneux, que Galien appelle *érysipèle œdémateux* ἐρυσίπελας οἰδηματῶδες (T. XIV, p. 945-952). Le traitement était analogue à celui du phlegmon ; dans le second cas, on in- sistait davantage sur les évacuants cholagogues. Galien avait indiqué les bons effets des réfrigérants dans les érysi- pèles (*Ib.*, p. 898), et le moment où il faut les remplacer par les résolutifs.

Le mot ἕλκος signifie *plaie*, *blessure* et par extension *ulcère*. C'est dans la première signification que ce mot est employé par Hippocrate et Galien. Toutefois, ce dernier est un peu plus précis dans sa dénomination ; il appelle ἕλκος la solution de continuité de la peau et κάταγμα la lésion de la peau et de l'os. Il ajoute les qualifications de herpétiques ou de phagédéniques, selon que les plaies sont superficielles ou profondes. Il y avait pour Galien, un certain degré de parenté entre les dartres et les ulcères, les deux affections reconnaissant pour cause l'altération des humeurs. Galien avait remarqué que les plaies qui ont de la difficulté à guérir s'observent en général chez ceux qui sont cacoéthiques, c'est-à-dire dont le tempérament est mauvais (T. XIII, p. 423), chez les vieillards, chez les hydropiques, chez les individus qui ont une maladie des os (T. XVIII, B., 559). Chez ces individus, il y a issue d'un pus plus abondant ; les bords de la plaie sont renversés, n'ont pas de tendance à se rapprocher. Si Galien n'a pas décrit la carie des os, il l'a entrevue.

Ses opinions sur le traitement des ulcères reposent sur la méthode d'Hippocrate. S'il y a perte de substance, il faut la réparer. Le sang est la matière réparatrice, la nature est l'artisan (T. X, p. 174, 197). Il faut donc que le sang soit bon et bien tempéré, c'est-à-dire qu'il ne soit vicié ni en quantité, ni en qualité.

Or, chez ceux qui sont dans ces conditions, il n'y a rien qui puisse empêcher la réparation naturelle de la plaie, sans le secours d'aucun médicament. Le liquide sécrété par l'ulcère indique l'emploi de médicaments qui humectent, rafraîchissent ou bien qui dessèchent la plaie. Si la sécrétion était trop abondante, Galien prescrivait l'encens, l'orge, la farine de lentilles, l'aristoloche, l'iris, la calamine, etc., dont les propriétés siccatives ne sont pas les mêmes. Le but principal qu'il se proposait était le rapprochement des bords de la plaie, soit par la ligature, par la suture, par les agrafes (ἀγκτῆρες), ou par d'autres moyens analogues, auxquels il joignait la compression modérée. Parmi les topiques, il conseillait le vin et d'autres excitants identiques. S'il y avait exubérance de chairs ou hypersarcose (ὑπερσάρκωσις), on employait les siccatifs, la rouille, les caustiques ; on faisait l'ablation.

Nous nous sommes arrêté avec intention sur ce sujet pour montrer la confusion qui existait alors entre les plaies et les ulcères, confusion plus apparente que réelle. Ce n'est que plus tard que la dénomination d'ulcères a été réservée pour les plaies qui sont entretenues par un état général, avec tendance à rester stationnaires ou à récidiver.

La définition que Galien donne des *blessures* est celle que nous donnons encore aujourd'hui. Son expérience sur ce sujet était grande, à cause de ses fonctions auprès des gladiateurs.

Il divisait les blessures en grandes et petites, avec ou sans hémorrhagie, chaque variété réclamant un traitement particulier qui pouvait être modifié selon le siège de la blessure.

Si la plaie était le résultat de la morsure d'un animal venimeux, Galien conseillait d'enlever autour de la plaie toutes les parties qui avaient pu être touchées par l'animal et de donner à cette plaie une forme circulaire, car on croyait que les plaies circulaires guérissent plus lentement que les autres, ce qui permettait au venin d'être plus complètement expulsé. On appliquait aussi des ventouses ou des caustiques ou bien on faisait la succion (T. x, p. 896).

La plaie peut être compliquée d'*hémorrhagie* et le sang peut être fourni par une artère ou par une veine. Galien indique d'une façon précise la conduite à tenir en pareil cas. Il faut pratiquer l'occlusion des vaisseaux soit en rapprochant les bords de la plaie, ou bien en les liant et en appliquant des topiques réfrigérents et astringents. Dans quelques cas on employait les escharotiques, le feu, la constriction, l'élévation du membre blessé.

On y joignait l'usage des narcotiques, de la ciguë, du pavot, etc.

Galien indique comme moyens d'arrêter le sang, la ligature, la compression digitale et la torsion modérée. La ligature de l'artère se faisait en appliquant le lien sur le vaisseau, ou bien en appliquant deux liens et en sectionnant le vaisseau entre les deux liens. Si la blessure est profonde, il était préférable d'appliquer le lien à la racine du membre et de faire ensuite la section. Quant à la compression digitale, elle est clairement indiquée par les mots οἱ θ' ἡμέτεροι δάκτυλοι συνάγοντές τε καὶ σφίγγοντες αὐτά (ἀγγεῖα) (T. X, p. 317). A la page suivante, Galien dit qu'il faut appliquer le doigt sur l'ouverture du vaisseau, appuyer doucement et comprimer sans douleur : on provoque ainsi la formation d'un θρόμβος ou caillot qui obstrue l'artère. Quant à la torsion, Galien dit qu'il faut glisser un petit crochet ou hameçon ἄγκιστρον sous le vaisseau qu'on soulève et qu'on tord modérément, περιστρεφέτω μετρίως.

Galien définit l'*anévrysme* « la blessure d'une artère ouverte » Ἀρτηρίας δ' ἀναστομωθείσης τὸ πάθος ἀνεύρυσμα καλεῖται. Il en expose le mode de production, le diagnostic, révélé par les battements de la tumeur, qui s'affaisse quand on la comprime, par l'issue d'un sang rouge clair et léger, plus chaud que celui qui est fourni par les veines (1). Il signale aussi la gangrène consécutive aux anévrysmes (*Des tumeurs contre nature*, T. VII, p. 725).

Mais si le sang est fourni par une veine, il ne faut pas appliquer de ligature : on tentera de l'arrêter par des médicaments ischémiques, qui consistent en emplastiques faits avec résine, farine de froment et plâtre. Galien avait émis sur la réparation des tissus des théories sur lesquelles nous n'avons pas à nous appesantir.

On attachait une grande importance à l'occlusion de la plaie avant la chute de la ligature, afin de prévenir la formation d'un anévrysme ; d'où le soin avec lequel on appliquait des emplâtres, et tous les agglutinatifs imaginables.

Galien entre dans beaucoup de détails selon le siège de la blessure, selon les dimensions de la plaie.

---

(1) On voit, par les lignes qui précèdent, que Broca a été injuste envers Galien, que le médecin de Pergame connaissait les anévrysmes, leur mode de formation, et qu'il avait nettement indiqué la compression. (Broca, *Des anévrysmes et de leur traitement*. Paris, 1856, p. 204, 270.)

D'après les préceptes hippocratiques on pratiquait la révulsion et la dérivation, et Galien précise les endroits où elles doivent être faites.

Si la blessure intéressait les *tendons*, qu'on considérait comme des corps nerveux, on prescrivait le repos au lit, on pratiquait des saignées, on faisait des embrocations huileuses chaudes, et Galien, pour éviter la perte de mouvement du membre, imagina sur un gladiateur de mettre les tendons à découvert jusqu'à l'origine charnue et fit la suture dans cette partie charnue, en enfonçant profondément l'aiguille, opération qui n'avait jamais été faite avant lui. (*De la composition des médicaments*, Livre III, ch. 2, T. XIII, p. 60.)

La plaie peut exister avec ou sans perte de substance.

Dans sa *Thérapeutique à Glaucon* et dans sa *Méthode thérapeutique*, Galien parle du mode de reproduction des parties détruites, des parties qui se réparent et de celles qui ne se réparent pas; parmi ces dernières sont les artères, les nerfs, etc.

On définissait la *gangrène* (γάγγραινα), la mortification d'une partie du corps, par suite d'une trop grande inflammation. On la considérait comme consécutive le plus souvent aux grandes inflammations qui ne se terminent pas par résolution.

Dans son livre *Sur les tumeurs contre nature*, Galien est le premier qui parle des *dartres* d'une manière précise. Il en attribue la cause à la bile jaune, qui selon son degré d'âcreté produit l'esthiomène ou dartre rongeante, la dartre simple et enfin une dartre plus bénigne, caractérisée par de petites pustules. Le traitement consistait à combattre la cacochymie, en administrant des cholagogues, des diurétiques et en appliquant des topiques appropriés à l'espèce de dartre, topiques calmants, résolutifs ou astringents.

Galien faisait rentrer dans la classe des dartres les *verrues* qu'il appelait ἀκροχορδόνες ou μυρμήκια, à cause des fourmillements qu'elles occasionnent. On les traitait par l'ablation avec un instrument tranchant, ou par l'arrachement après en avoir fait la succion.

L'*œdème* reconnaissait également les humeurs pour cause principale. Galien avait signalé son existence aux malléoles chez les hydropiques, chez les phthisiques, chez les cachectiques (*Ib.*, p. 953). Il conseillait les frictions et l'application d'un bandage commençant par l'extrémité inférieure et montant jusqu'à la racine du membre.

Les idées de Galien sur le *squirrhe* se ressentent également des théories humorales de l'époque. On le disait formé par une humeur mélancolique épaisse et glutineuse, et constitué par une tumeur dure et pesante, σκίῤῥος. Abandonné à lui-même, le squirrhe devient cancer ou carcinome, καρκίνος ou καρκίνωμα. Dans la *Méthode thérapeutique*, Galien signale la présence du squirrhe dans la plèvre, les reins, les muscles, la mamelle, le palais, la rate, l'anus, l'utérus, etc.

Après le traitement antihumoral, Galien indique le traitement chirurgical du cancer proprement dit. Il insiste sur le soin avec lequel il faut enlever toutes les parties malades, sans laisser la moindre racine, sur la nécessité de laisser couler le sang des vaisseaux divisés, avant de fermer la plaie qu'on panse comme les ulcérations ordinaires (T. x, p. 979).

Pour le cancer des mamelles, Galien indique que l'ablation se faisait avec l'instrument tranchant, avec les caustiques ou bien avec de petits rasoirs incandescents. Εἰσὶ δὲ οἵ ξυραφίοις πεπυρωμένοις ὁμοῦ τέμνουσι καὶ διακαίουσι. « Il en est, dit-il, qui coupent et brûlent en même temps avec de petits rasoirs incandescents » (T. xiv, p. 786).

C'est notre thermocautère actuel.

Si les expressions de réunion des plaies, par première ou par seconde intention, n'étaient pas employées, les procédés étaient connus. On appelait *synthèse* le procédé qui avait pour but de réunir les bords des plaies, par opposition à la *diérèse*, qui consistait à diviser les parties.

Si les expressions de réunion des plaies par première ou par seconde intention n'étaient pas employées, les procédés étaient connus. On appelait *synthèse* le procédé qui avait pour but de réunir les plaies, par opposition à la *diérèse*, qui consistait à diviser les parties.

Les agents de rapprochement consistaient dans les doigts, les bandes, les agrafes. Comme agents médicamenteux, ou employait les lotions avec le vin rouge chaud, les emplâtres agglutinatifs faits avec une sorte de mastic, les lotions avec la décoction de feuilles de chêne, de ronces, de bourgeons d'orme, d'écorces d'orme, etc. (T. x, p. 320). Toutefois, on admettait que toutes les parties ne se réunissent pas, tels que les nerfs, les artères, les os. Pour ces derniers, on pensait qu'il se forme une sorte de cal (πῶρος) autour des extrémités fracturées, et que ce cal est produit par les sucs osseux fournis par ces extrémités. Admettant que c'est la nature qui réunit, le chirurgien n'avait plus qu'à favoriser le rapprochement des parties, d'où la nécessité d'immobiliser à l'aide des moyens contentifs, consistant en bandes, bandages, etc. (*De l'art médical*, T. ι, p. 387.)
Nous reviendrons sur ce sujet à propos des fractures.

On pratiquait la diérèse ou division, avec les instruments tranchants, ou bien par le grattage (ξύσις), le sciage (ἔκπρισις). L'incision se faisait dans le sens longitudinal des fibres. Le fer rouge était employé dans des cas spéciaux.

Hippocrate avait traité des *plaies de tête* d'une façon si magistrale (Trad., Littré, T. ιιι, p. 183), qu'on n'ajouta presque rien au livre du médecin de Cos. Il les divisait en : 1º fractures simples; 2º contusions sans solution de continuité et sans enfoncement; 3º enfoncement avec fractures; 4º entamure de l'os, ἐκκοπή ou ἕδρα; 5º fracture par contrecoup.
Si Hippocrate avait établi que l'opération du trépan est réclamée dans la contusion et dans la fracture du crâne et non dans l'enfoncement ni dans l'hédra, à moins qu'il n'y

cût en même temps fracture et contusion (p. 211) ; s'il avait écrit que cette opération ne doit pas se faire sur les sutures (p. 229), Galien avait un peu modifié les préceptes d'Hippocrate, et ne craignait pas de porter l'instrument sur les sutures ; il conseillait les émissions sanguines, proscrivait les bandages de tête trop serrés.

On distinguait quatre variétés d'*hydrocéphalie*. Le liquide est entre le cerveau et les méninges ; — entre les méninges et les os, — entre l'os et le péricrâne, — entre l'os et la peau. Dans le premier cas, le traitement était nul ; dans les deux autres, on perforait l'os, dans le dernier qui est le céphalématome, on pratiquait deux ou trois incisions linéaires (T. XIV, p. 783).

Les principales maladies des yeux qui rentrent dans le domaine de la chirurgie sont la cataracte, la fistule lacrymale, l'hypopyon.

La *cataracte* (ὑπόχυμα, ὑπόχυσις) était considérée comme « produite par la présence d'un liquide coagulé entre l'uvée et le cristallin, lequel empêche l'esprit visuel de s'échapper de la pupille. » Le traitement chirurgical consistait dans l'abaissement que Galien décrit ainsi : « Nous abaissons les cataractes (ὑποχύματα) en pratiquant une ponction autour de l'iris par le plus petit angle de l'œil, et en faisant pénétrer l'aiguille jusque dans un espace vide ; ensuite, la dirigeant obliquement jusqu'à l'iris, nous abaissons avec la pointe l'humeur épaisse qui est autour de la pupille, en raclant et en pressant. » (T. XIV, p. 784, *Le médecin*.)

On appelait *ægilops*, αἰγίλωψ, une tumeur située entre le grand angle de l'œil et la racine du nez, ayant de la tendance à s'ouvrir spontanément et de la difficulté à se cicatriser. Avant son ouverture on lui donnait le nom d'*anchilops*. C'est la fistule lacrymale. Pour en obtenir la guérison, on brûlait jusqu'à l'os avec le fer rouge. D'autres portaient l'instrument tranchant jusque sur les narines (*Ibid.*).

La signification du mot *hypopion* varie avec la manière d'écrire ce mot. ὑπώπιον est employé par Hippocrate et par Galien pour désigner un épanchement quelconque au-dessous (ὑπό) de l'œil (ὤψ, ὠπός). Ὑπόπυον signifie une tumeur qui renferme du pus. Dans la *Méthode thérapeutique* (Liv. xiv, ch. 19), Galien emploie le mot hypopyon pour désigner la présence dans l'œil de pus cachant l'iris en totalité ou en partie, et il rapporte qu'un oculiste, nommé Justus, guérissait les malades par la succussion de la tête, ce qui faisait descendre le pus ou bien par la ponction (T. x, p. 1020).

Les autres maladies des yeux qui réclamaient les manœuvres chirurgicales étaient le trichiasis, les hydatides, les eucanthis, le ptérygion, le staphylôme, la lithiase des paupières.

On enlevait le ptérygion, en le soulevant avec un petit crochet, en le liant avec un fil et en l'incisant. Dans la chute considérable des paupières, on enlevait un petit lambeau de peau, proportionné au degré de relâchement (T. xiv, p. 783). On traitait la lithiase ou kyste des paupières en en faisant l'incision et enlevant la production morbide. S'il y avait adhérence des paupières, on divisait avec l'instrument tranchant et on prévenait la réunion par l'application de corps étrangers entre les lèvres de la plaie. On guérissait le trichiasis par l'arrachement des cils.

On enlevait les *polypes du nez* avec un petit bistouri et on pratiquait ensuite l'abrasion des racines.

On traitait les *mélicéris* et les *athéromes* par l'incision et l'ablation. On coupait les luettes trop longues.

Les blessures des *poumons* étaient considérées comme très graves. On prescrivait le repos, le silence absolu, afin d'éviter les accès de toux.

Celles du *diaphragme* sont variables selon qu'elles sont

profondes ou qu'elles intéressent les nerfs. Ces dernières étaient considérées comme incurables. Il était indiqué d'employer les médicaments ayant pour propriété de dessécher la plaie, l'eau vineuse, et surtout la casse (T. xiv, p. 343, 345).

Galien avait une grande expérience des plaies de poitrine, ainsi qu'il le raconte dans la *Méthode thérapeutique* (T. x, p. 338). Après avoir cité plusieurs cas curieux, il rapporte qu'à Rome, il pratiqua l'ablation de l'os malade.

L'une des opérations les plus hardies pratiquées par Galien fut l'ablation d'une portion du sternum chez un jeune enfant qui avait été blessé à cette région, en jouant à la palestre. Quatre mois après cet accident, le pus se manifesta à la partie blessée. Après des péripéties diverses, le sternum se sphacéla ; on percevait les battements du cœur. Plusieurs médecins qui avaient vu le malade hésitaient à enlever l'os. Galien, après avoir constaté que les bords du sternum sous lesquels passent les artères et les veines étaient sains, enleva la partie osseuse sphacélée, vit le cœur à nu, car le péricarde était gâté (ἐσέσηπτο) ; néanmoins, l'enfant guérit (*Des démonstrations anatomiques*, L. vii, ch. 13, T. ii, p. 632).

S'il existait un liquide corrompu dans la *plèvre*, Galien faisait injecter par la plaie de l'eau miellée (μελίκρατον), le malade était couché sur le côté blessé pour lui permettre de rejeter le liquide. Quelquefois on évacuait ce qui restait avec un instrument appelé πυουλκός, pyulque, et on injectait ensuite les médicaments convenables (*Ib.*, p. 340).

Nous avons indiqué précédemment l'opinion de Galien sur les *plaies du cœur*.

Galien a traité d'une façon remarquable des plaies et blessures des *parois abdominales*. Après avoir décrit sommairement ces parois et la disposition du péritoine, il expose que les blessures des parois antérieures donnent plus aisément issue aux intestins, et que la réduction des parties est plus difficile en cet endroit. Il y a quatre indications à remplir ; réduire l'intestin, — rapprocher les bords de la plaie, — appliquer les médicaments appropriés, — préserver les parties nobles des accidents ultérieurs.

Si la blessure donnant issue à l'intestin est petite, Galien recommande d'agrandir la blessure, ou bien de piquer l'intestin avec une aiguille pour en diminuer le volume, et d'appliquer des éponges douces ou de l'eau tiède ou du vin pour réchauffer l'intestin. Il indique la position à donner au malade, la manière de rapprocher par la suture les bords de la plaie, les topiques qu'il faut appliquer et les soins ultérieurs (T. x, p. 412 et suiv., Liv. vi, ch. 4).

Les *hernies de l'ombilic* ou exomphales étaient divisées en pneumatomphales, entéromphales et hydromphales, selon que le sac contient de l'air, une anse intestinale ou de l'eau. La réduction se faisait avec la main.

La *hernie* portait le nom de bubonocèle quand elle siégeait dans l'aine ; quand elle existait dans le testicule, elle prenait les noms de épiplocèle, entérocèle. Le mode de formation et le diagnostic étaient connus. Dans son livre *Le médecin*, Galien établit le diagnostic différentiel des tumeurs qui se manifestent dans le scrotum, qu'il divise en hydrocèle, porocèle (tumeur tophacée), stéatocèle, sarcocèle, épiplocèle, cirsocèle, entérocèle, hydrentérocèle, sarcoépiplocèle (T. xiv, p. 788).

On traitait le stéatocèle, le porocèle, le sarcocèle, par l'incision et l'ablation de la tumeur. Pour l'opération de l'hydrocèle, on tendait le testicule, on plongeait un siphon ou canule (σίφων) dans la tumeur (T. x, p. 988). Ailleurs Galien dit qu'on enlevait la tunique qui contient le liquide. Pour l'opération du cirsocèle ou tumeur veineuse (varicocèle), on passait un petit crochet sous la veine et on en faisait ensuite la section. L'opération de l'entérocèle, de l'épiplocèle se faisait également par incision du sac, refoulement du péritoine. Si une partie considérable de ce dernier faisait

hernie au dehors, on comprenait dans un fil la partie her-
niée et on en faisait l'ablation.

On traitait le *phimosis* par l'incision du prépuce, opération en usage chez les Hébreux, l'*hypospadias* par la perforation de l'extrémité du gland et l'introduction d'un petit
tube ou tuyau, σωληνίδιον.

Les maladies connues de la *vessie* étaient la paralysie, la
πιτυρίασις ou gravelle, les calculs, l'ulcération, surtout celle
qui siégeait au col, l'ischurie, la dysurie, la strangurie.
Nous avons conservé ces trois derniers noms. Quelques-
unes de ces maladies ont été signalées précédemment ; nous
ne nous arrêterons que sur celles qui sont du ressort de la
chirurgie.

On traitait la rétention d'urine par le cathétérisme. La
sonde qu'on devait à Erasistrate avait la forme de la lettre S
(T. xiv, p. 751). On savait aussi que les lésions de la colonne vertébrale peuvent amener la rétention ou l'inconti-
nence des urines.

Galien avait exposé les procédés à l'aide desquels on peut
diagnostiquer la présence de la pierre dans la vessie. Outre
les signes physiologiques, on avait encore recours aux signes
physiques fournis par le καθετήρ et à ceux fournis par le toucher anal. Dans son livre *le Médecin*, Galien indique que,
pour reconnaître la présence de la pierre dans la vessie, on
pratique le toucher par le rectum, ce qui permet de sentir
la pierre (T. xiv, p. 749). Il expose les différentes variétés
de calculs, selon qu'ils sont ou ne sont pas friables, ou solubles. Ceux qui sont durs ou difficilement solubles, dit-il,
sont enlevés par les chirurgiens qui divisent la partie charnue du col de la vessie.

Hippocrate, qui redoutait les plaies de la vessie qu'il considérait comme mortelles, défendait à ses disciples de pratiquer l'opération de la taille. Les chirurgiens et les traducteurs se sont divisés en deux camps pour savoir si Hippocrate, dans le Serment, avait voulu désigner la *taille* ou la
castration dans ce passage : Οὐ τεμέω οὐδὲ μὴν λιθιῶντας... Il nous
paraît hors de doute que le médecin de Cos désignait la

taille ; le mot τέμνω et ses dérivés simples ont toujours été employés par lui pour signifier « couper, inciser ». Galien emploie le même mot lorsqu'il dit : « Nous taillons (τέμνομεν) ceux qui ont la pierre dans la vessie, en serrant la pierre sur le col de la vessie et, nous en servant comme point d'appui, nous divisons d'un seul coup les parties qui la recouvrent, et nous enlevons la pierre avec le litholabe. » Τοὺς δὲ λίθον ἔχοντας ἐν κύστει τέμνομεν, σφηνώσαντες μὲν τὸ λίθον ἐν τῷ τῆς κύστεως τραχήλῳ..... (T. XIV, p. 787.)

Galien n'en dit pas davantage. Il faut demander à Celse, qui vivait au siècle d'Auguste, par conséquent deux cents ans environ avant Galien, la description du procédé opératoire. Celse est, sinon le seul, au moins le plus illustre représentant de la médecine gréco-latine. « Dès que la pierre est arrivée au col de la vessie, dit-il, on fait auprès de l'anus une incision semi-lunaire (1) allant jusqu'au col de la vessie, et dont les deux extrémités sont un peu dirigées vers les hanches (c'est-à-dire à convexité tournée vers l'anus) ; ensuite, dans cette incision convexe, on fait sous la peau une autre incision par laquelle on ouvre le col de la vessie, de manière à avoir une plaie un peu plus grande que le volume de la pierre... Le col de la vessie étant ouvert, on aperçoit le calcul dont la couleur n'a pas d'importance. S'il est d'un petit volume, on peut, en le poussant en avant avec les doigts d'une main, l'extraire avec l'autre ; s'il est plus volumineux, il faut appliquer à sa partie supérieure un crochet construit pour cette opération... Le crochet étant placé, on lui imprime un double mouvement afin de s'assurer si le calcul est

---

(1) Malgaigne, dans sa thèse de concours pour la chaire de médecine opératoire, en 1850, dit (page 5) qu'on a fort discuté sur la direction de cette incision « qui très probablement avait sa convexité *en arrière*. » Il nous semble qu'il n'y a aucun doute à avoir à ce sujet et que les termes de Celse indiquent clairement que les deux extrémités de l'incision sont dirigées vers les hanches, *cornibus ad coxas spectantibus paulum*, c'est-à-dire que la convexité est tournée vers l'anus. Le « très probablement » de Malgaigne nous semble donc superflu.

bien saisi... Quand on est certain de tenir le calcul, presque
au même moment, on imprime un triple mouvement, à
droite, à gauche et en dehors, de manière à attirer la pierre
lentement et graduellement. Cela fait, il faut élever l'extrémité du crochet pour l'engager plus avant et faire sortir
plus facilement la pierre (1)... »

Les maladies chirurgicales connues de la région anale
étaient les hémorrhoïdes, les fistules, le cancer.

Hippocrate consdérait les *hémorrhoïdes* comme formées
par la réplétion des veines du rectum, occasionnée par la
bile et la pituite. Galien les définissait « l'anévrysme des
vaisseaux qui entourent le fondement ».

Hippocrate les traitait par la cautérisation au fer rouge,
par l'excision, l'extirpation, la ligature, les cathérétiques
ou consomptifs, consistant en un mélange de myrrhe, de
noix de galle, d'alun calciné et de poix de cordonnier, ou
bien par les suppositoires. Hippocrate indique, dans le
traitement par la cautérisation, l'emploi du κατοπτήρ, instrument qui permettait d'élargir et de voir au fond de la plaie,
et qui n'était autre chose qu'une sorte de *speculum ani*.
Selon Galien, on les guérissait en traversant leur base avec
un fil double ; on faisait la constriction, et l'on pratiquait
l'ablation deux heures après (T. xiv, p. 789).

On appelait *fistule*, συριγξ, un trajet calleux, étroit, oblong,
ayant une ouverture difficile à cicatriser et donnant quelquefois passage à un écoulement d'humeur. On divisait les
fistules en complètes et en incomplètes, en borgnes, τυφλαί,
et en cachées, κρυπταί. Ces dernières ont leur ouverture et
leur cavité situées dans la profondeur des tissus. Hippocrate
en avait établi le diagnostic par l'examen direct ou par l'examen avec le catopter ou spéculum. Il traitait les fistules
complètes par les cathérétiques, par la ligature, et même
par l'incision. La membrane qui tapisse la paroi des fistules
avait été décrite sous le nom de tunique ou χιτών.

---

(1) Celse. *De re medica*, lib. VII, cap. 26.

Galien décrit ainsi l'opération de la fistule anale. Pour l'opération des fistules complètes, on introduisait d'abord dans l'anus une sonde, puis le doigt qui servait de conducteur; on attirait avec la pointe de la sonde l'intestin au dehors, et l'on faisait l'incision, en commençant par le bas. L'opération était identique pour la fistule externe. Dans la fistule incomplète, il était d'usage de pénétrer avec la pointe de la sonde dans toutes les parties saines. On employait aussi le procédé consistant à comprendre dans l'anse d'un fil de lin plié en cinq les deux ouvertures de la fistule, à faire ainsi la division et à mettre un onguent entre les lèvres de la plaie. Ce procédé avait été indiqué par Hippocrate (*Le Médecin,* ch. 19, T. xiv, p. 789).

Bien avant Galien, on avait donné le nom de κιρσοί ou *varices* à la dilatation des veines. Hippocrate les appelait anévrysmes veineux. Galien avait signalé cette dilatation veineuse dans les vaisseaux du testicule (cirsocèle) et aux jambes (T. x, p. 943). On traitait les varices soit par le feu, soit par la ligature. Dans l'un et l'autre procédé, on incisait les téguments, on mettait la veine à nu, et l'on écartait les bords de la plaie au moyen de petits crochets. Dans le premier cas, on touchait modérément la veine avec un fer rouge mousse; dans le second cas, après avoir isolé complètement la veine, on glissait des crochets sous le vaisseau, on plaçait quelques ligatures, et l'on en faisait la section.

D'Hippocrate à Galien, la thérapeutique des *fractures* et des *luxations* n'avait fait aucun progrès et, pendant longtemps encore, on s'en tint aux écrits d'Hippocrate; c'est donc là que nous aurons à chercher l'état de la science à la mort de Galien.

La fracture était appelée κάταγμα par les chirurgiens; les médecins la désignaient généralement par le nom de ἄπαγμα. Cette dernière dénomination était surtout usitée quand il y avait diduction des fragments. On l'appelait καυληδόν quand la fracture était nette et transversale; on l'appelait σχιδακηδόν quand elle était comminutive. Les jeunes médecins avaient établi encore d'autres subdivisions, ῥαφανιδόν, en forme de rave, ἀλφιτηδόν, en farine ou en bouillie. Galien pensait qu'il fallait s'en tenir aux termes usités par Hippocrate : néanmoins il a un peu complété sa nomenclature (T. x, p. 425).

Le but que l'on doit se proposer dans le traitement des fractures, c'est de rapprocher et de réunir les fragments. Hippocrate avait signalé la difficulté plus grande de consolidation chez les vieillards que chez les enfants.

La coaptation se faisait avec les mains, si le membre fracturé avait un petit volume, ou bien avec des liens dans le cas contraire. On immobilisait le membre et Hippocrate avait exposé toutes les indications réclamées par le membre blessé et la nature de la fracture, ainsi que les précautions à prendre pour éviter les déformations, les raccourcissements, la formation de phlegmons. On renouvelait le pansement le troisième jour, puis le septième, pour s'assurer que la déligation était bien faite et que les fragments n'étaient pas déplacés ; on faisait des lotions chaudes ; on appliquait les attelles, qu'on assujettissait tous les trois jours, dans le but de maintenir l'appareil et non de comprimer le membre. On les laissait en place de vingt à trente jours, selon l'âge du blessé et le siège de la fracture. Hippocrate avait en outre établi les règles du régime alimentaire des malades. Galien était allé un peu plus loin et avait écrit que la bonne alimentation fournit un suc meilleur et plus tenace pour la formation du cal. Venait ensuite l'application des emplastiques dans le but de rendre le cal plus solide, ou de procurer la guérison des plaies consécutives. Galien signale (T. x, p. 442) un petit appareil appelé γλωσσόκομον, *glossocome*, inconnu d'Hippocrate et inventé par les jeunes médecins de son temps, qui avait la forme d'une boîte, dans laquelle on plaçait le membre fracturé, afin de favoriser la formation du cal. A l'extrémité de la machine D D était fixé un axe A B sur lequel s'enroulaient les bouts des lacs E e, faisant, au moyen des poulies F G, l'extension et la contre-extension (fig. 1). Etant donnée, par exemple, la fracture du fémur au tiers moyen, les lacs étaient placés sur les extrémités de l'os fracturé et le pied appuyé sur une planchette C. On pouvait augmenter ou diminuer le degré

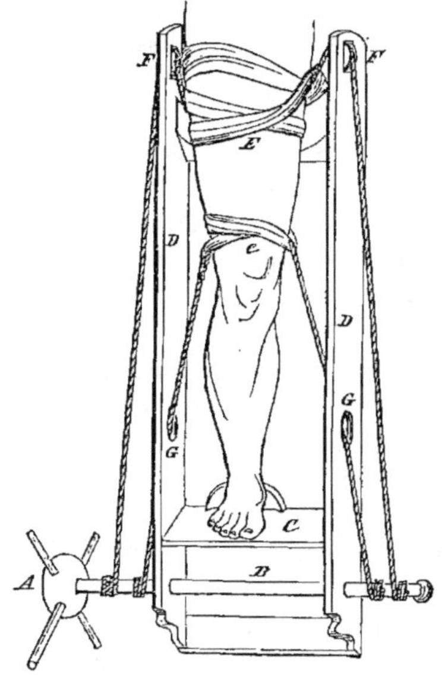

FIGURE 1.

de traction, en imprimant à l'axe un degré suffisant de rotation. Hippocrate néanmoins indique un appareil analogue appelé σωλήν, sorte de gouttière qu'on plaçait sous la jambe fracturée et dont il ne blâme ni n'approuve l'usage, à moins que ce ne soit pour faciliter les mouvements du blessé, pour le changer de lit ou pour lui permettre d'aller à la garde-robe.

Quant aux fractures des membres en particulier, on s'en tenait aux préceptes d'Hippocrate, qui indique avec une grande netteté la manière d'appliquer les bandes et de faire les pansements (1).

____

(1) Ed. Littré, T. iii, p. 411.— Malgaigne, *Des appareils pour le traitement des fractures en général*. Thèse de concours pour la chaire de médecine opératoire, 1841.

Hippocrate avait fixé à quarante jours le temps exigé pour la consolidation de l'humérus, et à cinquante jours le temps nécessaire à la consolidation du fémur. Il avait donné de minutieux détails pour prévenir les accidents causés par des appareils trop serrés et par la pression du talon sur le plan d'appui.

Les fractures compliquées de *plaies* avec ou sans issue des fragments étaient traitées différemment, les uns laissant la plaie à nu, les autres la recouvrant de tours de bande. Hippocrate conseillait l'extension et la coaptation comme dans les fractures ordinaires : il appliquait sur la plaie du cérat à la poix, du cérat blanc sur les parties environnantes, jetait les tours de bande aussi nombreuses, mais moins serrées, la compression portant sur le lieu de la plaie et allant en diminuant au-dessus et au-dessous; il renouvelait le pansement tous les jours. En général, on ne mettait pas d'attelles sur le siège de la blessure. Hippocrate indique les moyens de reconnaître s'il est survenu quelque plaie pendant le cours du traitement, s'il y a quelque nécrose, quelque exfoliation osseuse. Il attachait une grande importance à prévenir le raccourcissement dans le traitement des fractures des membres inférieurs. Il croyait que le quatrième ou cinquième jour est le meilleur pour faire la réduction. S'il y avait issue d'un fragment irréductible, il conseillait la résection avec la scie.

Galien suivait les préceptes d'Hippocrate; néanmoins il y avait apporté une légère modification, non dans l'application des appareils, mais dans la position à donner au membre blessé, afin de se rapprocher le plus possible de l'habitude professionnelle des blessés.

Quant au raccourcissement des membres, Hippocrate avait imaginé un appareil d'extension pour les membres inférieurs. Le raccourcissement du bras était pour lui sans importance, car on pouvait le dissimuler.

Hippocrate traitait les fractures du *maxillaire inférieur*

en immobilisant les fragments, ce qu'il obtenait en liant
entre elles les dents voisines à l'aide d'un fil d'or ou de lin
et on appliquait des bandes de cuir collées sur la peau avec
une solution gommeuse et maintenues par un bandage
(*Articul.*, § 32).

Pour les fractures du *nez*, on recouvrait l'organe avec
une pâte collante pour maintenir le rapprochement des
fragments.

Dans les fractures de la *clavicule*, Hippocrate avait établi
des variétés, selon qu'il y avait saillie du fragment sternal
ou du fragment acromial, ou bien déplacement des fragments
en avant ou en arrière. Il appliquait des compresses en
nombre suffisant sur le fragment en saillie, maintenait le
coudé rapproché du tronc et l'épaule aussi élevée que possible.

Hippocrate avait distingué les fractures de *côtes* en fractures simples, et en fractures compliquées d'enfoncement,
d'hémoptysies. Le cal se fait en une vingtaine de jours et
le pansement se pratiquait selon les règles ordinaires.

Les *luxations* avaient été bien étudiées par Hippocrate,
dans son Traité des Articulations et dans le Mochlique.
Toutefois, hâtons-nous de dire que ses désignations ne con-
cordent pas exactement avec les nôtres. Nous y reviendrons
ultérieurement.

Hippocrate avait décrit la luxation d'un ou des deux con-
dyles de la *mâchoire* (Des articulations, § 31) et la méthode
de réduction est celle que nous employons encore aujoud-
d'hui.

De toutes les variétés de luxations de l'*épaule*, Hippocrate
n'avait vu que la luxation dans l'aisselle, mais il ne niait
pas les autres variétés. Celse avait décrit la luxation en avant
(sous-glénoïdienne). Galien, dans le Commentaire au livre
des Articulations d'Hippocrate (T. xviii, A., p. 347), dit avoir

vu cinq fois la luxation en avant. Les procédés habituels de
réduction consistaient dans les méthodes par le poing, —
par le soulèvement du membre avec torsion, — par le talon,

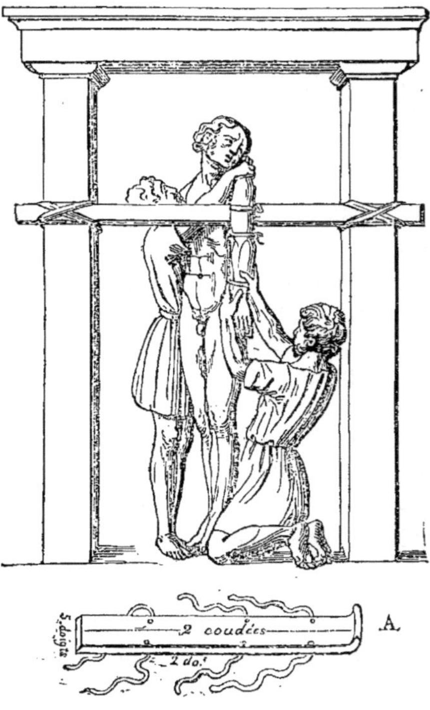

FIGURE 2.

A est la pièce de bois, garnie d'un rebord saillant à une de ses
extrémités et destinée à être mise sous le bras luxé.

— par l'épaule, — par le bâton ou pilon, — par l'échelle, —
par l'ambe, ἄμβης ; c'est cette dernière qu'Hippocrate préférait pour réduire les luxations anciennes et qui consistait
en une petite pièce de bois ou planchette, de dimension
suffisante et convenablement taillée et garnie de linge, dont
Galien donne la description, dans les commentaires au livre
des Articulations d'Hippocrate (L. ɪ, § 18).

On en portait l'extrémité aussi avant que possible dans l'aisselle, de manière à lui faire dépasser la tête de l'humérus ; le membre était assujetti solidement sur la planchette. Une poutrelle étant attachée transversalement entre deux piliers, on passait le bras lié au bois par-dessus la poutrelle, de manière que le bras fût d'un côté, le corps de l'autre, et alors on imprimait des efforts de traction sur le membre lié à la planchette, pendant que le reste du corps était pendant de l'autre côté (fig. 2).

Pour empêcher ces luxations de se reproduire, Hippocrate conseillait de pratiquer dans le creux de l'aisselle, deux cautérisations qui la traversaient de part en part au niveau du lieu où la tête humérale lui paraissait devoir se luxer de nouveau, c'est-à-dire en bas. (*Des articulations*, § 11.)

Hippocrate avait décrit la luxation acromiale de la *clavicule*, et Galien, dans ses commentaires aux Articulations d'Hippocrate, en avait donné une description plus complète, d'après ce qu'il avait observé sur lui-même (T. XVIII, A., p. 400).

Hippocrate connaissait les luxations incomplètes ou partielles du *coude*, c'est-à-dire la luxation isolée du radius en avant et en arrière, — les luxations complètes du coude en avant et en arrière, — les luxations latérales internes ou externes du coude, — les luxations partielles du radius, — les fractures de l'olécrâne et de l'apophyse coronoïde.

La classification d'Hippocrate, admise par Galien, présente quelque embarras, car le point de départ de l'école hippocratique n'est pas celui que nous admettons aujourd'hui. Laissant tomber naturellement la main contre le corps, Hippocrate constatait que la paume est tournée en dedans, c'est-à-dire vers le tronc. Les chirurgiens modernes admettent en principe que la paume de la main est tournée en avant, d'où il résulte que la luxation en dedans d'Hippocrate correspond à notre luxation en avant ; sa luxation en dehors est une luxation en arrière. Pétrequin (1) a cherché à établir une concordance entre la classification d'Hippocrate et celle des modernes, classification que nous reproduisons en partie.

Déplacement des os du coude.

SELON HIPPOCRATE.			SELON LES MODERNES.
En dedans correspond au déplacement			*en avant.*
En dehors	—	—	*en arrière.*
En avant	—	—	*en dehors.*
En arrière	—	—	*en dedans.*

Les procédés de réduction consistaient dans la contre-extension qu'on pratiquait en assujettissant le malade à une résistance fixe, dans l'extension au moyen d'un corps pesant suspendu au bras, et dans la coaptation par les mains du chirurgien. On avait quelquefois aussi recours à l'extension et à la contre-extension pratiquées par les mains d'hommes vigoureux.

Les procédés de réduction consistaient à exagérer l'attitude dans un sens ou dans un autre et toujours par une manœuvre rapide, c'est-à-dire que des réductions étaient obtenues par un mouvement d'élévation, d'autres par l'extension, d'autres par un mouvement de circumduction. Galien résume le mode d'opérer la réduction en disant que, dans les luxations internes ou externes, on a recours à la distension, mais que ce procédé ne doit pas être employé dans les luxations en avant ou en arrière.

On distinguait aussi quatre espèces de luxations complètes du *poignet* : en dedans, en dehors, en avant, en arrière. Ici se reproduisent les mêmes observations que précédemment, quant à l'attitude du membre, c'est-à-dire que les luxations en dedans d'Hippocrate correspondent à nos luxations en

---

(1) La chirurgie d'Hippocrate, par Pétrequin, T. II, p. 225, 249.

avant, celles en dehors correspondent à nos luxations en arrière. Hippocrate avait aussi décrit des luxations incomplètes et les diarthroses ou luxations d'un des deux os (*Des articulations*, § 26, 27, 28 ; Ed. Littré, T. iv, p. 137).

Hippocrate avait également admis les quatre variétés de luxations des *doigts*. Il avait signalé la terminaison fatale quand la luxation se compliquait de l'issue des fragments dans les luxations du coude ou du poignet.

Hippocrate avait décrit les luxations du *fémur* en dedans (ischio-pubiennes), en dehors (ilio-ischiatiques), en arrière et en avant (*Des articulations*, § 51, 54, 57, 59), et les luxations congénitales. La première est la plus fréquente; les deux autres sont rares.

La réduction de la luxation en dedans se faisait par la suspension du blessé, par les tractions horizontales, par le banc, par l'ambe, par l'outre. Les procédés, du reste, variaient selon la variété de luxation, car il est des luxations qui se réduisent par l'extension simple, ou par la flexion avec rotation. L'extension se faisait avec des treuils dans les cas difficiles. Hippocrate était partisan de la suspension, dans les cas de luxation de la cuisse en dedans. Ce procédé avait quelque chose de théâtral. Le patient était suspendu par les pieds A à une poutre transversale, les pieds un peu écartés, la tête distante du sol d'environ deux coudées, les bras étendus le long des côtes et fixés avec un lien souple. Le blessé, une fois suspendu, un homme de l'art, habile et vigoureux, glisse son avant-bras entre les deux cuisses, le place entre le périnée et la tête luxée du fémur, puis joignant l'autre main à celle qui est passée entre les cuisses et se tenant ainsi debout, il se suspend brusquement et se maintient en l'air aussi perpendiculairement que possible (fig. 3).

Après avoir décrit le procédé de réduction par la méthode de suspension, Hippocrate insiste sur les difficultés que le chirurgien éprouve quelquefois à faire une extension suffisante, d'où la nécessité pour le praticien qui exerçait dans une grande ville d'avoir une machine permettant de fair des tractions considérables et graduées à volonté. Cette machine qu'il appelle ξύλον τετράγωνον, bois quadrangulaire, a été appelée par Galien ἱπποκράτειον βάθρον, banc d'Hippocrate, et aurait été, dit-il, inventée par Archimède (T. XVIII,

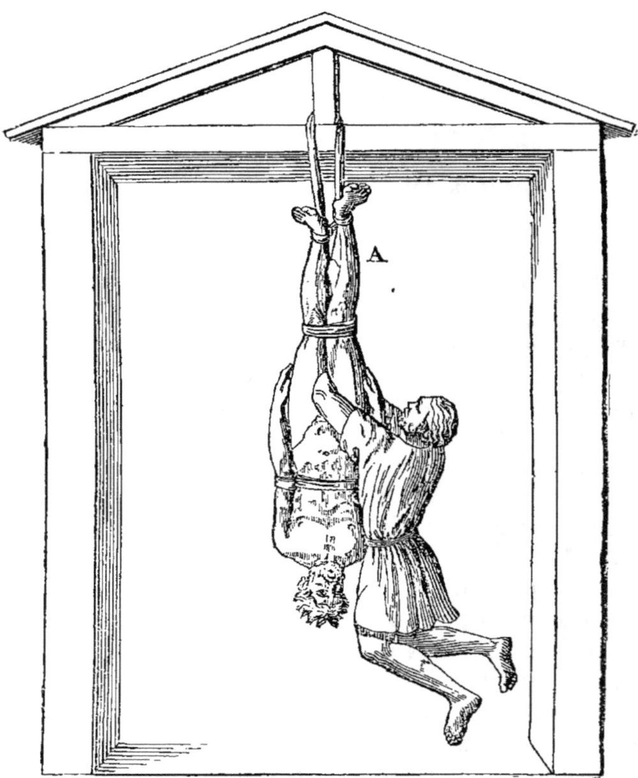

FIGURE 3.

p. 747). « Cet appareil consistait en un madrier de six coudées de long (2ᵐ,70), de deux de large (0,90), et de l'épaisseur d'un empan (0,225), offrant, à chaque bout, un treuil peu élevé, et dans sa partie moyenne des piliers symétriques, d'où part une traverse à la façon d'un échelon pour soutenir la planchette (l'ambe), qu'on place ici comme pour la

réduction de l'épaule. Ce madrier sera creusé de petites
cavités, en forme d'auges, bien polies, ayant quatre travers
de doigt en largeur et en profondeur, et laissant entre elles
autant d'espace qu'il est nécessaire pour le jeu du levier
dans la réduction. Il doit y avoir dans le milieu une cavité
quadrangulaire où pourra se placer une petite colonne qui,
s'appliquant contre le périnée, pourra empêcher le corps
de glisser, et, si on lui laisse de la mobilité, agir comme

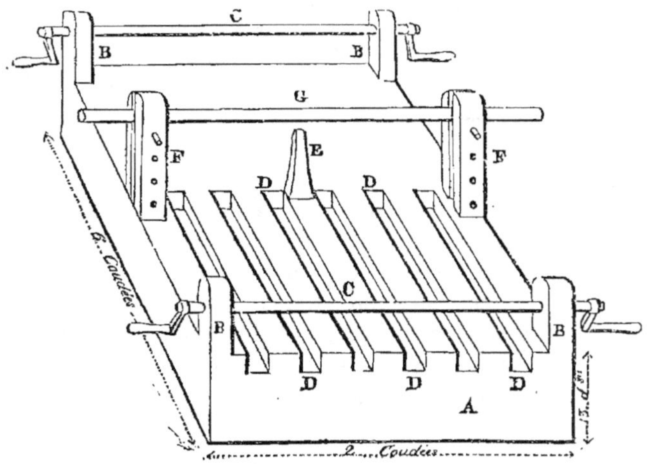

FIGURE 4.

A, madrier. — BBBB, jambes des treuils. — CC, axes des treuils.
— DD, cavités en forme d'auges. — E, petite colonne quadrangulaire. — G, traverse posée sur les deux piliers FF, et qu'on
pourra mettre à des hauteurs diverses, à l'aide des trous percés dans les piliers.

un levier. A l'égard de la planche (l'ambe, en usage pour
certaines réductions), la manœuvre consiste à la pousser par
un bout, que ce bout occupe une entaille creusée dans un
pieu, ou bien qu'il s'engage dans une muraille, et à exercer
sur l'autre des efforts de pression, après avoir préalablement placé au-dessous une garniture molle et appro-
priée(1). »

____

(1) Pétrequin (*ouv. cité*, T. II, p. 619).

Cette action du levier combiné avec l'extension constitue un excellent moyen de réduction.

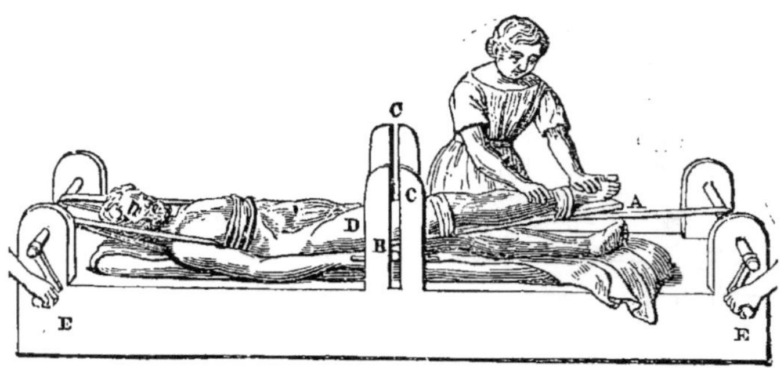

FIGURE 5.

La réduction de la luxation en dedans se faisait encore au moyen de l'ambe. En se servant du même banc, on attachait à la jambe luxée D une planche A, de longueur et de largeur suffisantes, convenablement échancrée et garnie ; on faisait l'extension et la contre-extension avec un treuil E, E, ou un bâton, et on forçait en même temps la jambe et la planchette qui lui est attachée à basculer sur la traverse B, mise dans les deux supports C, C (fig. 5).

Le procédé de réduction par l'outre était moins employé et moins puissant. Après avoir couché du côté sain, le

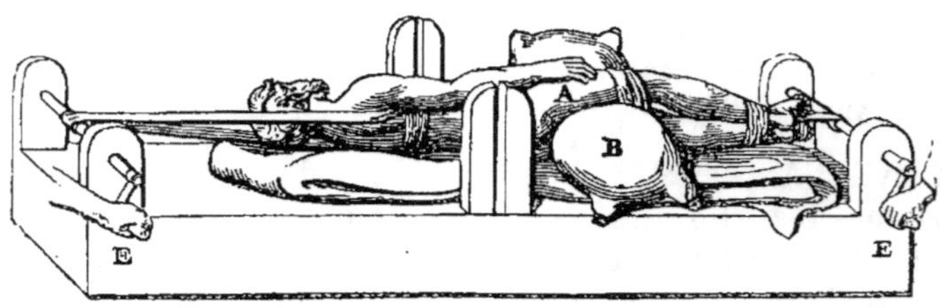

FIGURE 6.

blessé sur le banc ou machine, on plaçait entre ses cuisses une outre vide B ; on la poussait aussi haut que possible du côté du périnée ; on attachait ensuite la jambe luxée A à

la jambe saine, au niveau des rotules et au-dessus des genoux, ou mieux dans presque toute leur étendue, et, à l'aide
d'un tuyau de forge, on insufflait vigoureusement l'outre
(fig. 6). On pratiquait l'extension et la contrextension avec
les deux treuils EE. Ce procédé, on le voit, était assez dé-
fectueux.

Si la luxation était en *dehors* (ilio-ischiatique), Hippocrate
faisait pratiquer l'extension et la contre extension comme
dans le cas précédent, et il faisait agir de dehors en dedans
un levier A, d'une certaine largeur, qu'on appliquait sur le
haut de la fesse du côté blessé D, en ayant soin de maintenir par un autre levier B, la fesse opposée pour l'empêcher de céder, et on portait alors doucement de dedans en
dehors le genou de la cuisse luxée (*fig.* 7). La suspension
n'était pas employée dans la réduction de cette luxation.

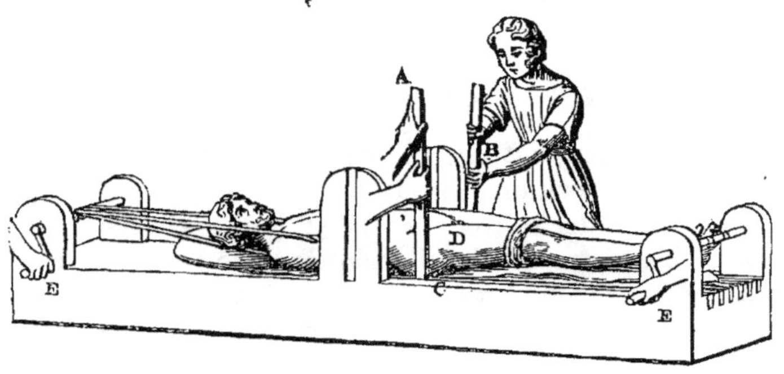

FIGURE 7.

Si la luxation était *en arrière*, Hippocrate conseillait de
faire coucher le malade sur le ventre (*fig.* 8) et sur un madrier A, de pratiquer l'extension et la contre extension, soit
avec les treuils, soit avec un bois B, B, en forme de pilon,
auquel étaient attachés des liens C, passés autour de la poitrine et sous les aisselles, des liens D, passés au-dessus des
genoux et des talons, et d'autres liens E, passés autour des
lombes. A l'aide d'une planche FG, fixée dans la muraille
en F, on appuyait sur l'os luxé, de manière à le faire rentrer
dans la cavité cotyloïde.

Pour la luxation en *avant*, Hippocrate donnait la préférence à la méthode de réduction par la suspension.

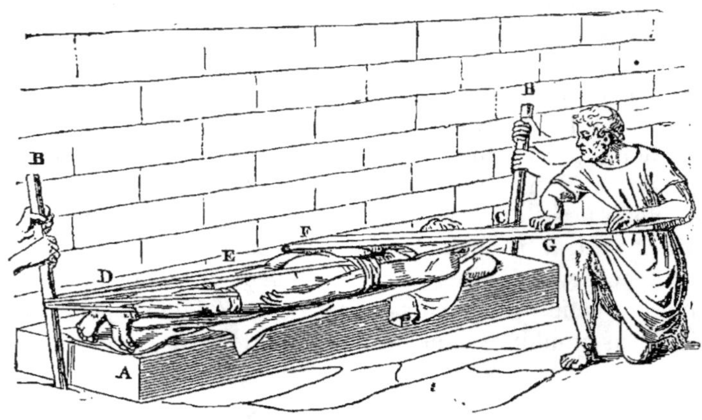

FIGURE 8.

Hippocrate indiquait encore d'autres procédés, pour la réduction des luxations en dedans et en avant; parmi ceux-ci, il faut citer le procédé dit de l'échelle, consistant à asseoir le blessé sur une échelle plantée en terre, à attacher la jambe saine et à suspendre, à la jambe luxée A, un panier rempli de pierres. La réduction s'opérait à l'aide de cette extension lente et progressive (*fig.* 9).

Hippocrate avait signalé les luxations du *genou* en dedans, quelquefois en dehors et en arrière. La réduction se faisait, soit par la flexion du genou, soit par le brusque relèvement du talon jusqu'à lui faire toucher la fesse, soit par l'extension.

Pour la luxation du *cou-de-pied* ou tibio-tarsienne, on pratiquait une extension énergique, puis la coaptation.

Les luxations des *métatarsiens* et des *orteils* se réduisaient comme les luxations de la main et des doigts.

Le *pied bot*, qu'Hippocrate appelle la difformité du pied κύλλωσις ποδός, était traité par la malaxation de l'articulation, par l'application de bandes, ou d'une semelle de plomb et par le relèvement du pied.

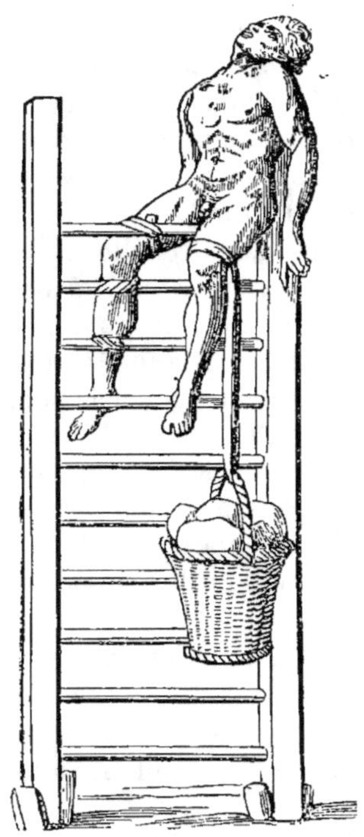

FIGURE 9.

Hippocrate avait décrit les effets de l'*incurvation congénitale du rachis* sur le développement du thorax et des membres pectoraux et abdominaux. Il avait noté la coexistence dans les poumons de tubercules durs et crus, σκληρῶν φυμάτων καὶ ἀπέπτων : il était allé plus loin en disant que la cause de la gibbosité et la distension qui en résulte proviennent, chez la plupart, du fait même de ces concrétions, avec lesquelles les ligaments voisins (τόνοι) se seront trouvés en communication. Il avait précisé les différents phénomènes pathologiques, selon que la gibbosité était placée au-dessus ou au-dessous du diaphragme.

L'incurvation du rachis par chute ou traumatisme était traitée quelquefois par un procédé assez singulier, qu'on appelait la succussion, procédé que n'approuvait guère Hippocrate. La succussion se faisait, la tête ou les pieds en bas, selon que la gibbosité occupait une région inférieure ou supérieure du rachis. Nous ne la rappellerons que comme curiosité, car le procédé nous paraît assez barbare. On garnissait une échelle de coussins transversaux dépassant en largeur et en longueur la taille du blessé. Ce dernier, mis sur le dos, était étendu sur l'échelle, les pieds attachés par les malléoles à l'échelle. On passait d'autres liens au-dessous et au-dessus du genou et autour des hanches. Les liens placés autour des flancs et de la poitrine devaient être assez lâches pour ne pas empêcher la succussion. Les bras étaient attachés le long du corps. Les choses étant ainsi disposées, on hissait l'échelle au faîte d'une maison, à l'aide d'une poulie, et on la laissait retomber régulièrement, perpendiculairement, subitement.

La succussion, les pieds en bas, se faisait d'une façon analogue.

Si l'incurvation du rachis avait lieu par cause externe, par chute ou choc, s'il y avait saillie d'une des vertèbres, Hippocrate conseillait de faire la réduction par le procédé analogue à celui employé pour la luxation de la cuisse en arrière.

Hippocrate avait signalé la gravité des déviations traumatiques du rachis en avant, leur influence sur l'intestin et la vessie et sur les membres inférieurs. En résumé, les déviations en avant laissent des désordres graves ou causent la mort, tandis que les déviations en arrière n'amènent pas ces accidents.

Galien avait donné les noms de κύφωσις, *cyphose*, à la gibbosité postérieure, de λόρδωσις, *lordose*, à l'incurvation en avant, de σκολίωσις, *scoliose*, à l'incurvation latérale. Nous avons conservé ces dénominations.

Accouchements et maladies des femmes.

Il est incontestable que ce sont les femmes qui, les premières, se sont porté secours dans le travail de l'accouchement. En Grèce, avant Hippocrate, quelques femmes remplissaient le rôle que remplissent actuellement encore quelques femmes de campagne auprès de leurs voisines, sans autre instruction qu'une pratique le plus souvent grossière. On les désignait sous les noms de Μαῖαι, Ἰατρομαῖαι, Ἰατρίαι, Ἰατρίναι. On les appelait encore Ὀμφαλοτόμοι, coupeuses de nombril, etc. Peu à peu les hommes ont été appelés, soit pour les cas dangereux, soit dans les circonstances ordinaires.

Hippocrate est le premier auteur grec qui ait longuement écrit sur les maladies des femmes et sur les accouchements. Ses opinions ont régné pendant bien des siècles, et il faut arriver aux temps modernes pour réduire à néant toutes les erreurs qui avaient eu cours pendant si longtemps.

Les livres dans lesquels Hippocrate traite des maladies des femmes sont les suivants : *Des maladies des femmes ; — des femmes stériles ; — des maladies des jeunes filles ; — de la superfétation ; — de l'excision du fœtus ; — de la grossesse de sept mois ; — de la grossesse de huit mois.* Le livre qui a pour titre *De la nature de la femme* n'est en réalité qu'un extrait de ce qui a été dit dans les autres livres.

Hippocrate avait traité, dans son livre *Sur les maladies des femmes*, de l'influence de l'écoulement menstruel sur leur santé, de la quantité, de la qualité du sang et de la durée moyenne de la menstruation. Il avait observé et décrit les divers déplacements de l'utérus, son obliquité, son abaissement, sa chute complète. Il avait émis sur la théorie de la conception des idées qui n'ont plus cours aujourd'hui ; il faisait jouer un rôle considérable à la sécheresse ou à l'humidité de la matrice. Néanmoins, il indique comme propice à la conception le début ou la fin des règles, et cette dernière période, de préférence.

Dans le livre deuxième sur les maladies des femmes, Hippocrate expose ses principes sur la métrorrhagie, sur la leucorrhée qu'il croyait être un écoulement de semence de la femme et qui donnait lieu à la cachexie anémique. Il expliquait l'hystérie par des déplacements imaginaires de la matrice, qui se porterait tantôt à la tête, tantôt aux hypochondres, ou au foie, ce qui, selon lui, localisait les douleurs. Dans ces obliquités prononcées et chroniques de la matrice, Hippocrate avait constaté l'absence des règles, le gonflement des mamelles. Le but qu'il se proposait était de rappeler la menstruation, et, pour y arriver, il conseillait les fumigations chaudes et aromatiques, qui, selon lui, remplissaient d'air l'utérus, le redressaient, l'ouvraient et rappelaient les règles. Après les fumigations, on introduisait des pessaires faits avec des bâtonnets, du pin le plus gras, longs de six doigts, de forme conique et ne dépassant pas le volume du doigt indicateur. On commençait par un bâtonnet mince, dont on n'enfonçait que le bout, puis on l'enfonçait de plus en plus jusqu'à ce qu'il fût entré de quatre doigts. La nuit on remplaçait le bâtonnet par une sonde en plomb. Quand on était parvenu à dilater la matrice, on se servait d'un pessaire à la résine, gros comme une olive, et on l'introduisait après l'avoir trempé dans l'huile de rose ou d'iris. Quand ce pessaire était resté deux ou trois jours, on faisait des fumigations et des lotions émollientes pour faire tomber l'inflammation. On pratiquait l'insufflation de l'orifice utérin et de l'utérus en appliquant le pessaire à la figue. Dans son livre Sur la nature de la femme, Hippocrate semble avoir décrit les troubles de la sensibilité sur les membres inférieurs dans les déviations de la matrice (§ 14). Si Hippocrate décrit les déplacements de l'utérus, son obliquité, il existe toujours une certaine confusion dans son esprit entre les déplacements réels et les déplacements imaginaires. Il décrit également l'abaissement de la matrice, avant ou après l'accouchement, l'inversion utérine, l'induration squirrheuse du col, la métrite, l'hydrométrie ou hydropisie de la matrice. Pour faire rentrer l'utérus, dans les cas de prolapsus complet, Hippocrate conseille quelquefois la succussion par l'échelle, la malade étant placée la tête en bas, sans toutefois se montrer grand partisan de ce procédé.

Nous ne dirons rien du traitement qui, la plupart du temps, est indigne d'un observateur comme Hippocrate.

Dans son Traité des femmes stériles, Hippocrate expose les causes de stérilité qui sont au nombre de douze : 1º l'orifice utérin est oblique ; 2º il est fermé complètement ou incomplètement ; 3º il est lisse, soit naturellement, soit à la suite d'ulcérations ; 4º il existe une ulcération utérine ; 5º l'utérus n'a pas été évacué complètement par les règles ; 6º le col reste entr'ouvert ; 7º il y a dysménorrhée ; 8º aménorrhée ; 9º menstruation moins abondante ; 10º plus abondante ; 11º prolapsus utérin ; 12º antéversion.

Nous ne suivrons pas Hippocrate dans les procédés qu'il donne pour reconnaître si une femme concevra, si elle est grosse d'un garçon ou d'une fille ; ces procédés ne sont pas sérieux. Mais il avait constaté que les déviations du col peuvent être cause de stérilité, et il avait également observé que les femmes trop grasses ont de la difficulté à concevoir, et il les faisait maigrir. S'il supposait que la présence de pus dans la matrice pût empêcher la conception, il prescrivait les injections intra-vaginales de lait, à l'aide d'une vessie de porc, convenablement préparée.

Hippocrate appelait μύλη, *mole*, un faux produit reconnaissant pour cause l'introduction d'une semence peu abondante et morbide dans l'utérus de femmes ayant des règles trop abondantes. Il avait signalé le développement du ventre dans ces cas, la turgescence du sein et l'absence de lait dans les mamelles.

Dans les deux ou trois pages consacrées aux maladies des jeunes filles, il semble n'avoir en vue que les troubles intellectuels occasionnés par la menstruation, et sa conclusion est qu'il faut conseiller le mariage dans ces conditions.

Hippocrate, dans son livre Sur la génération, expose que le sperme provient de tout le corps, des parties solides comme des parties molles et de tout l'humide qui est dans le corps ; qu'il afflue de toutes les parties dans la moelle, qu'il passe le long des reins, qu'il se rend par le milieu des testicules au membre viril, non par la voie de l'urine, mais par une voie particulière qui est attenante. Hippocrate avait signalé la bonne influence des rapports sexuels sur la santé de la femme, car il dit : « Si les femmes ont des rapports avec les hommes, leur santé est meilleure, moins bonne, si elles n'en ont pas » (*Ib.*, § 4). Il croyait que l'homme possède la semence mâle et que la femme possède la semence femelle. Il expliquait les difformités des enfants par les contusions que recevaient les femmes grosses. Il croyait que c'est par l'ombilic que s'opèrent la respiration et la nutrition de l'enfant.

Quant à la formation du fœtus, Hippocrate attribuait au souffle la propriété de diviser la chair et de pousser ainsi les semblables vers les semblables, c'est-à-dire le dense au dense, l'humide à l'humide, etc., d'où la formation des parties. Il croyait que le fœtus mâle est formé en trente jours, tandis que le fœtus femelle l'est en quarante-deux, et que la durée du flux lochial est relativement la même chez les deux sexes, c'est-à-dire trente jours après l'accouchement d'un garçon et quarante-deux après celui d'une fille. Il croyait aussi que le garçon remue le premier dans l'utérus, ce qui lui permettait de prédire le sexe avant l'accouchement.

Hippocrate avait décrit la position de l'enfant dans l'utérus, mais il ne croyait pas qu'il fût possible de diagnostiquer si la tête est en haut ou en bas. C'est lui qui avait, le premier peut-être, ouvert la voie à l'embryologie comparée, et c'est sur l'œuf de la poule qu'il avait fait ses études pendant chacun des vingt jours d'incubation. Il comparait la sortie de l'enfant à celle du poussin. Lorsque l'enfant ne trouve plus dans l'utérus l'aliment nécessaire, il s'agite, dit-il, rompt les membranes avec ses mains, comme le poussin rompt l'œuf avec son bec, chemine la tête en avant, parce que les parties supérieures sont les plus lourdes.

Il expliquait la formation des jumeaux par le partage de la semence dans les deux sinus de la matrice.

Dans les quelques pages consacrées au fœtus de sept mois et de huit mois, Hippocrate n'a d'autre but que de faire voir que le terme légitime de la grossesse est de 282 jours ; qu'après le sixième mois révolu, les enfants peuvent vivre, mais qu'au huitième mois les enfants succombent, parce que le huitième mois est une époque de souffrance et de maladie pour la mère et pour l'enfant. Les meilleures chances de vie sont quand l'enfant vient au bout du neuvième mois. Hippocrate comptait sept quarantaines ou 280 jours comme la durée ordinaire de la grossesse.

Il considérait comme plus dangereux les accouchements par les pieds, les rotations du fœtus dans l'utérus, l'entortillement du cordon autour du cou ou de l'épaule (Du fœtus de huit mois, T. VII, p. 455).

Dans le Traité de l'excision du fœtus, Hippocrate a décrit l'opération de l'embryotomie, la céphalotripsie, les soins consécutifs à ces opérations. Il considérait la sortie de la main comme étant souvent un signe de mort pour l'enfant. Mais à côté de ces pages, il en est qui ne sont pas dignes de lui, c'est lorsqu'il traite de la succussion des femmes dans les cas d'accouchements laborieux, etc.

Dans le Traité de la superfétation, Hippocrate indique la marche à suivre quand un bras, les deux bras, une ou les deux jambes font saillie au dehors. Il conseillait de faire rentrer ces parties et de faire des fumigations émollientes, afin de pouvoir repousser l'enfant, mort ou vivant, et de lui faire présenter la tête.

Dans les cas de rétention du placenta, il prescrivait d'attacher au cordon un corps un peu lourd, pouvant, par son poids, faire une traction douce et régulière.

Hippocrate avait exposé les signes d'avortement prochain, tels que l'affaissement des mamelles, etc. Il avait indiqué la maladie que nous appelons métropéritonite puerpérale, caractérisée par la suppression des lochies, le gonflement du ventre, des jambes, les douleurs au bas-ventre et aux lombes, les frissons, les défaillances (De la nature de la femme, § 9). Il avait également décrit la métrite, la phlegmasie utérine. En résumé, si Hippocrate a entrevu beaucoup de choses dans la pratique des accouchements, ses connaissances sont relativement peu étendues, et si on le considère comme le père de la médecine, il ne l'est pas de l'obstétrique.

CELSE avait été plus explicite dans les préceptes qu'il avait donnés pour l'extraction du fœtus mort dans l'utérus, pour pratiquer la version, l'extraction du fœtus avec le crochet, etc. Nous ne l'indiquons que pour mémoire, n'ayant pas à empiéter sur la médecine latine. Rappelons, toutefois, que Celse est le premier auteur qui ait décrit clairement le procédé de la version podalique, bien que cette opinion soit contestée par quelques accoucheurs allemands. Il ne la conseillait que pour les enfants morts. Le chapitre dans lequel Celse traite des accouchements(Livre VII, chap. 29), bien que fort court, est écrit avec une admirable clarté, et il résume la dystocie à cette époque, version, perforation du crâne, application du crochet, détroncation, etc.

SORANUS, qui vivait un peu avant Galien, avait étudié la médecine à Alexandrie et exerçait sa profession à Rome, sous les empereurs Trajan et Adrien. Il fut peut-être le maître de Moschion, qui le cite dans son livre (ch. 151). Il a occupé une place considérable dans la pratique des accouchements, et il est noté par Saint-Augustin comme un très honorable médecin.

Soranus avait décrit les présentations par la tête, par les mains, par les pieds, en double ou par les fesses, les présentations transversales, par le côté droit, par le côté gauche ou par le ventre. De ces présentations transversales, il préférait la présentation par le côté, parce qu'elle permet plus facilement de pratiquer la version céphalique ou podalique.

Dans les présentations en double, Soranus considérait trois variétés : l'enfant se présentait par la tête et les jambes, — par l'abdomen, — par les fesses.

Dans le chapitre LX1V, qui a pour titre *Cure de la dystocie* (Ἐπιμέλεια δυστοκίας), Soranus, après avoir exposé les préceptes généraux, recommande de changer les présentations contre nature en présentations naturelles, par la position qu'on fait prendre à la femme, par l'introduction de la main et la réduction de la tête fœtale en une présentation directe ; il expose les manœuvres à faire lorsqu'un pied ou les deux pieds, lorsque une main ou les deux mains apparaissent à la vulve. Dans les présentations par les fesses, par les genoux, par le flanc, Soranus conseille la version podalique ; si l'enfant résiste aux tractions manuelles, il faut alors avoir recours au moyens énergiques, à l'application des crochets ou à l'embryotomie.

On avait décrit les causes de dystocie dépendant de la mère, de l'enfant ou du conduit maternel. Pour reconnaître ces causes, on se servait d'un instrument appelé δίοπτρον, sorte de spéculum dont a retrouvé un spécimen dans les ruines de Pompéi.

On voit par ce qui précède que Soranus avait porté l'obstétrique à un haut degré de perfection, et qu'il est réellement le premier accoucheur qui ait décrit la version podalique pour l'enfant vivant.

Le livre de Soranus sur les maladies des femmes est constitué par 66 chapitres, et c'est dans les derniers qu'il traite des accouchements difficiles. La meilleure édition est celle de Ermerins, 1869, édition grecque latine (B. F. M. P., n° 34718).

A la fin du xvıᵉ siècle, Gesner trouva par hasard, à Augsbourg, un manuscrit grec conservé dans la bibliothèque publique et ayant pour titre Μοσχίωνος περὶ γυναικείων παθῶν. Moschion vivait sous Néron, et a donné des conseils à Agrippine. D'origine grecque, mais vivant à Rome, et souvent appelé, comme il le dit dans la préface de son livre, par les sages-femmes qui ne connaissaient pas la langue grecque, il écrivit pour elles en latin une sorte de manuel par demandes et par réponses, sur toutes les questions relatives à l'accouchement. Ce manuel existe dans les deux langues, ce qui permet de placer son auteur parmi les médecins grecs.

Le Manuel de Moschion comprend 152 questions : « Qu'est-ce qu'une sage-femme ? — Combien de noms donne-t-on à l'utérus ? — Où est-il situé ? — Quelle est sa substance ? etc., etc. » Il traite dans ce petit guide élémentaire des soins à donner à la femme qui est sur le point d'accoucher, du lit, des aides, du lait, des soins à donner au nouveau-né, de la manière de couper le cordon et de la nécessité d'appliquer deux ligatures, de la dentition, des maladies postpuerpérales, des déplacements de l'utérus au nombre de quatre. C'est le sujet des 142 premières questions. Dans les suivantes, Moschion traite des accouchements difficiles (B. F. M. P., nº 34300).

Le livre de Soranus était écrit pour les chirurgiens ; celui de Moschion n'était qu'une sorte de catéchisme à l'usage des matrones, résumé de Soranus.

Galien n'a rien ajouté à ses devanciers, c'est pourquoi nous nous sommes étendu plus longuement sur Hippocrate et Soranus, qui ont régné longtemps en maîtres de l'obstétrique.

Maladies mentales.

La psychiatrie subit fatalement l'influence, quelle qu'elle soit, de la philosophie contemporaine.

Avant de parler de la folie, il est indispensable de savoir ce que les Grecs entendaient par les trois mots φρήν, νοῦς et λόγος qui reviennent fréquemment dans leurs écrits. Φρὴν était le diaphragme et son nom est resté au nerf diaphragmatique qui est aussi appelé phrénique. On a encore désigné, sous le nom unique de φρένες, *præcordia*, l'esprit et l'intelligence, d'où le mot φρενῖτις pour caractériser le délire continu dans toute espèce de fièvre. Le mot φρὴν signifie aussi l'esprit, l'âme ; νοῦς c'est l'intelligence, *mens*, opposée à la matière, λόγος est le raisonnement, la raison. Hippocrate, dans son traité de l'épilepsie (§ 19), s'élève contre le nom de φρένες donné au diaphragme et considéré comme siège du sentiment.

Hippocrate avait donné trois noms différents aux désordres de l'intelligence, qu'il appelait *phrénitis, mélancolie* et *manie*.

Pour lui, la *phrénitis* était un délire aigu, qu'on observait dans les maladies fébriles. Il accompagnait ou suivait les fièvres continues ; Hippocrate avait même signalé son existence après l'accouchement (*Coaq.* 514 ; *Prorrh.*, liv. I, 80, Ed. Littré, T. v, p. 531), et il y revient en plusieurs endroits de ses ouvrages. Il indique aussi le délire et les convulsions chez les buveurs (*Du régime dans les mal. aiguës*, append., § 10).

La *mélancolie* était considérée par Hippocrate comme une maladie occasionnée par la bile noire et donnant lieu à deux symptômes particuliers, la tristesse et la crainte. Le mot *manie* était surtout employé pour caractériser l'exaltation en bonne ou en mauvaise part. En bonne part, c'était la divination, l'inspiration, etc. ; en mauvaise part, c'était la fureur.

Hippocrate n'a pas traité d'une manière spéciale de l'aliénation mentale ; on trouve ses idées éparses çà et là dans les Aphorismes, les Épidémies, les Prorrhétiques, etc. ; mais il n'y a rien de précis.

Attribuant ces maladies à la bile noire, Hippocrate conseillait les purgatifs, et c'est l'ellébore qu'on employait généralement.

Hippocrate pressentait-il la paralysie générale des aliénés lorsqu'il dit que la folie termine le bredouillement de la langue avec agitation des lèvres ? (Ed. Littré, T. v, p. 129.)

Il avait mis dans le cerveau le siège des fonctions intellectuelles. « Il faut savoir, dit-il, que les hommes n'ont de joie, de plaisir, de gaieté, de prudence que par le cerveau. Par lui nous viennent aussi les peines, la tristesse, le chagrin, la perte de la raison. Nous lui devons l'intelligence..., c'est par le cerveau que nous tombons dans le délire, dans la manie... Nous tombons dans ces divers états quand le cerveau est malade, quand sa nature est plus chaude que de coutume, ou plus froide, ou plus humide, ou plus sèche. La manie vient de ce qu'il est trop humide... » (De l'épilepsie ou maladie sacrée, § 14.) Plus loin, Hippocrate ajoute : « On tombe dans des inquiétudes et des tristesses déplacées quand le cerveau est refroidi ou resserré au delà de l'ordinaire. C'est la pituite qui le met dans cet état. »

PLATON, qui est né 30 ans après Hippocrate (430 ans av. J.-C.), partageait ses opinions : il considérait l'âme comme immortelle et la subdivisait en trois puissances différentes, localisant l'une dans l'encéphale, qui est l'âme supérieure et *raisonnable*, λόγος; et l'autre, *irascible*, dans le cœur ; la troisième, *appétitive* ou grossière, dans les hypochondres. Il distinguait un délire inspiré par les Dieux, délire céleste ou supérieur, celui de l'âme, du λόγος; c'est le délire des prophètes, des poètes, des amants, etc. ; c'est le délire intellectuel, celui de l'homme de génie.

L'autre délire, délire grossier ou folie proprement dite, avait pour cause les altérations des humeurs.

ARISTOTE, qui vécut de 384 à 322 avant J.-C., était fils du médecin Nicomaque et disciple de Platon. Il fut le chef de l'École péripatéticienne, admettait deux âmes, l'une rationnelle ou raisonnable et immortelle, et l'autre irrationnelle, siégeant toutes les deux dans le cœur, le cerveau restant étranger aux sensations. Il subdivisait l'âme irrationnelle en nutritive, sensitive, motrice, appétitive. Cette dernière était la source du désir, de la volonté et de l'énergie morale.

Il considérait la chaleur comme la principale qualité de l'âme. Si elle est trop considérable, il y a excitation, inspiration; si elle n'est pas assez abondante, il y a refroidissement, d'où dépression de l'âme.

L'École d'Alexandrie admettait aussi une âme divisée en deux parties; l'une, intelligente, se dirigeant vers la tête; l'autre irrationnelle, se dirigeant vers les extrémités. Mais si l'École d'Alexandrie plaçait dans le cerveau l'âme rationnelle ou intelligente, il restait à la localiser. Ici, les opinions varièrent; mais, peu importe; pour les Alexandrins à la tête desquels sont Erasistrate et Hérophile, comme pour Hippocrate, c'est l'encéphale qui est le siège de l'intelligence et de la folie.

Depuis l'École des Alexandrins jusqu'à Arétée, qui vécut à la fin du premier siècle et au commencement du second après J.-C., et qui fut, après Athénée, sinon le chef, au moins le premier et principal écrivain de la secte pneumatique, la psychiatrie ne vécut que de vaines spéculations de l'esprit humain. Arétée s'affranchit de ces idées et traça des maladies mentales des descriptions dont la netteté, la précision et la rigueur scientifiques laissaient bien loin tout ce qui avait été dit ou écrit avant lui.

Arétée plaçait dans le cœur le siège de l'âme, πνεῦμα. Si les pneumatistes attribuaient les maladies au pneuma, ils faisaient également intervenir les humeurs.

Arétée faisait dériver de la bile noire ou atrabile les maladies mentales. Il les divisait en manie, mélancolie, et les considérait comme des maladies chroniques (liv. 1, ch. 6) Il faisait dériver la manie du chaud et du sec, et ne la confondait pas avec le délire des vieillards. Il admettait plusieurs formes de manie, selon qu'elle se présentait avec des symptômes de gaieté, de tristesse, de fureur, pouvant aller jusqu'à

l'homicide ou au suicide. Il admettait des formes innombrables variant avec les individus eux-mêmes, avec leurs
habitudes, leur genre de vie, leur instruction. Il plaçait surtout dans les viscères le siège de la manie et de la mélancolie, laissant dans le cerveau celui de la phrénitis.
τὸδε κῦρος ἐν τοῖσι σπλάγχνοισί ἐστι ἐπὶ μανίη καὶ μελαγχολίη, ὅκωπερ ἐν τῇ
κεφαλῇ καὶ τοῖσι αἰσθήσεσι τὰ πόλλα τοῖοι φρένιτικοῖσ:). (Ed. Kühn, p. 80.)·
Dans l'énumération des symptômes de la manie, Arétée
parle de la variété que nous appelons aujourd'hui la folie
érotique (ἀφροδισίων δὲ ἄσχετος ἐπιθυμίη), et il fait rentrer dans la
même classe la manie et la mélancolie, car pour lui c'est de
la mélancolie que dérive la manie.

Arétée définit la mélancolie : une tristesse de l'âme, concentrée sur une idée fixe et sans fièvre ἔστι δὲ ἀθυμίη ἐπι μιῇ
φαντασίη, ἄνευ τε πυρετοῦ (Ed. Kühn, p. 75). Si les maniaques
sont portés à la fureur ou à la gaieté, il n'en est pas de même
des mélancoliques chez qui la fureur est remplacée par la
tristesse. La mélancolie affecte diverses formes ; tantôt les
malades ont peur du poison, d'autres recherchent la solitude, tombent dans les idées superstitieuses, ont le dégoût
de la vie. Dans les moments de calme, ils peuvent retrouver
de la gaieté. Il attribuait la cause de la mélancolie à la présence de l'atrabile dans l'estomac ou à la région diaphragmatique, et il ne méconnaissait pas l'influence des troubles
menstruels, de la suppression des hémorrhoïdes, des maladies de l'estomac. Arétée décrit toutes les variétés de mélancolie, depuis l'abattement jusqu'à la misanthropie, jusqu'au
désir de la mort. Dans le livre I de la *Thérapeutique des
maladies chroniques* (traitement de la mélancolie), Arétée
signale l'influence de la mélancolie sur les nerfs, et donnant lieu à la paralysie.

Arétée avait porté un peu plus loin que ses devanciers
l'étude des maladies du cerveau. Il donnait le nom de *para-
plégie* à la perte du sentiment et du mouvement d'une partie
quelconque, de la main ou de la jambe. Il appelait *paralysie*
la perte du mouvement et du sentiment, désignant ce dernier phénomène par le mot de *anesthésie* (ἀνασθησίη), plutôt
que par celui de parésie, πάρεσις, qui signifie seulement fai-

blesse, atonie. Arétée avait très clairement écrit que dans les maladies du cerveau, la paralysie des membres occupe le côté opposé à la lésion, à cause de l'entrecroisement des nerfs, tandis que, si la lésion occupe la moelle spinale, la paralysie siège du même côté (*Causes des maladies chroniques*, liv. I, ch. 7).

Arétée considérait le satyriasis comme une maladie aiguë.

Il plaçait dans la tête le siège de l'épilepsie.

Nous ne signalerons que pour mémoire ASCLÉPIADE, de Bithynie, dont les ouvrages ne nous sont pas parvenus, qui vivait au temps de Pompée, et est quelquefois cité par Celse, Galien, Aetius, etc. Il appartenait à la secte méthodiste, expliquait tout par le mouvement des atomes, selon les principes d'Epicure. C'est chez Asclépiade qu'on trouve pour la première fois les mots *alienatio mentis*. Il divisait également les maladies mentales en phrénitis, manie et mélancolie, plaçant la première dans les maladies aiguës et considérant la léthargie et la catalepsie comme des formes de phrénitis.

Quant à CELSE, qui appartient à l'école gréco-romaine, il acceptait en partie les idées d'Hippocrate.

COELIUS AURELIANUS, sur la vie duquel règne une grande obscurité, s'était un peu éloigné des idées d'Hippocrate, et d'Arétée, Il admettait la manie, la mélancolie (qu'il semble confondre avec l'hypochondrie); il plaçait le siège de la manie dans le cerveau, celui de la mélancolie dans l'estomac. Cœlius parle d'autres variétés de délire, provoquées par la luxure, de l'hydrophobie, qu'il appelle *Aquifuga*, et dont l'incubation lui semblait être de quarante jours.

GALIEN plaçait dans le cerveau le siège de l'intelligence. Il admettait plusieurs âmes, une raisonnable siégeant dans le cerveau ; une irascible dans le cœur ; une concupiscible, dans le foie. Sans se prononcer sur l'immortalité de l'âme,

Galien reconnaissait qu'elle était influencée par les maladies du corps, ou en d'autres termes que les maladies de l'âme dépendent d'une lésion spéciale des forces, soit de la vie animale ou de relation, soit de la vie naturelle ou végétative (T. VII, p. 200), c'est-à-dire par des lésions du sentiment, — du mouvement, — des facultés dirigeantes ou intellectuelles, qui pouvaient être abolies, affaiblies ou perverties. Galien admettait avec Hippocrate la phrénitis, la manie, la mélancolie.

La manie est un trouble de l'esprit sans fièvre, avec changement dans la manière d'être ou dans les habitudes.

La mélancolie est une maladie de l'esprit, sans fièvre, avec grande tristesse et éloignement pour les choses les plus chères. Galien ne parle pas des idées fixes, comme le fait Arétée. Quant aux symptômes principaux, ils varient avec les causes et les individus.

Pour bien comprendre les idées de Galien, il faut se rappeler sa théorie humorale. Il admettait que l'atrabile (1) est une humeur froide et sèche et que la bile jaune est une humeur chaude. Pour lui, les humeurs chaudes déterminent les délires maniaques, tandis que les humeurs froides déterminent les délires mélancoliques. Cette bile noire en excès pouvait se porter dans tout l'organisme, ou bien dans le cerveau ou dans les hypochondres, d'où une mélancolie générale, ou cérébrale, ou hypochondriaque. Ce sont donc les humeurs altérées et l'intempérie des organes qui amènent la folie.

Galien admettait que cette humeur mélancolique pouvait se développer directement dans le cerveau, ou bien s'y porter par irradiation de l'estomac, du cœur ou du diaphragme. Il reconnaissait donc un délire primitif et un délire sympathique, et c'est dans les humeurs qu'il plaçait la nature du mal.

---

(1) Les anciens appelaient μέλαινα χολή ou atrabile, une humeur épaisse, noirâtre qu'ils supposaient sécrétée par les capsules surrénales ; c'est imaginaire.

A la mélancolie et à la manie Galien ajoute la démence ou perte de l'intelligence, ἄνοια et l'imbécillité, μώρωσις.

Cette classification fut la base de celle que nous avons encore aujourd'hui.

Quant au traitement, il fut et devait être anti-humoral. Hippocrate conseillait en outre l'exercice. Celse joignait le traitement moral au traitement physique, il recommandait quelquefois de contenir les malades avec des liens (*vincula*), de les enfermer dans une chambre obscure, bien différent en cela d'Asclépiade qui recommandait le grand jour. Il conseillait en outre une diversion morale puissante, des exercices variés.

Thérapeutique.

Galien a écrit plusieurs ouvrages sur la thérapeutique, mais c'est surtout dans celui qui a pour titre *Méthode thérapeutique* Θεραπευτικὴ μέθοδος, qu'il expose ses principes. Cet ouvrage est divisé en quatorze livres. Galien ayant, pour ainsi dire, régné en maître pendant des siècles, nous devons nous arrêter un peu sur sa méthode (Ed. Kühn, t. x).

Comme Hippocrate et Platon, Galien admettait la théorie des quatre éléments : — le feu, l'air, la terre et l'eau. — Ces éléments avaient quatre propriétés : — le chaud, le froid, le sec et l'humide. Galien admettait dans le corps de l'homme quatre humeurs : — le sang, la pituite ou phlegme, la bile jaune et la bile noire ou mélancholie. Ces quatre humeurs déterminaient quatre manières d'être du corps humain ou tempéraments, savoir : le sanguin, le pituiteux, le bilieux et le mélancholique. Ces humeurs avaient des propriétés particulières : le sang était chaud et humide ; la pituite, froide et humide ; la bile jaune, chaude et sèche ; la bile noire, froide et sèche.

Les corps, d'après Galien et Platon, sont formés par le mélange intime des quatre éléments et ils ont alors des qualités qui varient selon que le mélange est plus ou moins intime. Toutes les particules du corps n'ont pas la même qualité : les unes sont chaudes, les autres sont froides, sèches ou humides.

Pour Galien, le sang est l'humeur principale ; il est formé des éléments les plus simples et il fournit à la nutrition du corps humain. Les trois autres humeurs (pituite, bile jaune et bile noire) proviennent du sang et sont des produits excrémentitiels ; leur surabondance ou leur défaut engendre un mauvais état du corps. En d'autres termes, c'est l'aliment qui fait le sang ; c'est le sang qui fait les humeurs. C'était la théorie émise par Platon, dans le Timée.

Aujourd'hui, au lieu des quatre éléments admis par Hippocrate, Platon, Galien, etc., pour la composition des corps organiques, nous en avons quatre autres, qui sont : l'oxygène, l'hydrogène, l'azote et le carbone. Nous avons remplacé l'élément primitif par la cellule ou par l'atome. Qui sait si ceux-ci ne seront pas un jour remplacés par d'autres ?

Pour Galien, on ne peut faire de bonne thérapeutique qu'à la condition de bien connaître le corps, sa composition et ses qualités. On ne connaît bien les médicaments qu'en les expérimentant (*Méthode thér.*, liv. IV, ch. 3).

Quelle était la cause prochaine ou l'essence des maladies ? Platon (1) admettait que l'eau, l'air, la terre et le feu, qui constituent le corps, peuvent être altérés de quatre manières et devenir causes de maladies : 1º par la surabondance contre nature de chacun de ces éléments ; 2º par leur diminution ; 3º par leur déplacement ; 4º par l'appropriation d'une qualité qui ne convient pas à leur nature, comme, par exemple, lorsque les parties sèches deviennent humides, lorsque les froides deviennent chaudes, lorsque les légères deviennent denses, etc. Mais un peu plus loin, Platon

---

(1) Platon. *Timée* ou *De la nature*. Ed. Didot, 1862, t. II, p. 241-243.

ajoute qu'il y a des parties secondaires, telles que la moelle, les os, les chairs, les nerfs et le sang qui peuvent être troublées dans leur formation naturelle et dans leur harmonie, ce qui donne encore lieu à des maladies, et c'est là, dit-il, le siège des maladies les plus grandes et les plus douloureuses, tandis que les plus nombreuses viennent des premières causes.

Platon admettait encore une classe de maladies produites par l'air, ou par la pituite, ou par la bile.

Mais comme Platon reconnaissait que le sang est le générateur des chairs et des nerfs, il fallait que le sang se renouvelât naturellement par les aliments et par les breuvages pour maintenir ces parties et les autres humeurs en bon état.

En philosophie, Galien procédait de Platon ; en méthode, il procédait d'Aristote. En thérapeutique, il associait l'expérience au raisonnement (*Méthode thér.*, liv. II).

Dans les quatorze livres consacrés à la thérapeutique, Galien traite des maladies internes et externes.

Les deux premiers livres contiennent des considérations générales sur la thérapeutique. Le troisième et le quatrième sont spécialement consacrés au traitement des ulcères externes et internes (poumons, reins, vessie).

Le cinquième livre s'occupe du traitement des hémorrhagies et des hémoptysies. Galien, comme Hippocrate, avait recours à la révulsion et à la dérivation : il conseillait les petites saignées répétées, fort employées encore il y a une trentaine d'années (1) ; les ventouses appliquées plus ou moins loin du siège de l'hémorrhagie ; les ventouses sur les seins contre la métrorrhagie. Nous avons peu ajouté au traitement préconisé par Galien contre l'hémoptysie des phthisiques.

Dans le livre VI, consacré à la chirurgie, les parties les

____

(1) Lisfranc. *Clinique chirurgicale de la Pitié*, 1841, t. I, p. 38 ; t. II, p. 454.

plus curieuses à connaître sont relatives aux blessures des parois abdominales et des intestins, car la situation officielle de Galien le mettait à même de voir et de traiter les blessures quelquefois très graves des gladiateurs (ch. IV). Lorsqu'il y avait issue des intestins, Galien recommandait de faire rentrer l'intestin et il ne craignait pas d'inciser une petite portion du péritoine, s'il était nécessaire ; après quoi il faisait la suture des parois de l'abdomen. Il considérait comme incurables les blessures du jéjunum. Du reste, Galien a peu ajouté à Hippocrate. Le reste du livre est consacré aux fractures.

Dans les livres suivants, Galien s'occupe du traitement des fièvres par la saignée et du régime qui leur convient. Galien n'était pas partisan de la diète absolue.

Le livre XIII traite des tumeurs contre nature, du phlegmon, dont le traitement variait selon le siège, selon la nature, selon le volume, selon la constitution du malade. Dans le livre XIV et dernier, Galien expose la différence qui existe entre le phlegmon et l'érysipèle, qu'il traitait par les évacuants pour éliminer l'humeur non tempérée.

Dans le chapitre X de ce livre, Galien traite de la pustule charbonneuse, très fréquente en Asie, et sa description est complète. Quant au traitement, nous n'en pouvons dire autant. Il consistait en saignées générales, en cataplasmes de plantain, de lentilles cuites avec la mie de pain, en fomentations vineuses sur la partie ulcérée.

Si l'on veut résumer la Méthode thérapeutique de Galien pour extraire l'idée dominante, on arrivera à une méthode dichotomique qui divise les médicaments en *relâchants* et en *astringents*, pour agir directement sur les solides et indirectement sur le sang. Il y avait aussi, dans l'esprit de Galien, des médicaments qui agissent directement sur le sang, en le rendant plus ou moins abondant, plus ou moins épais, etc., en un mot, des *atténuants*, des *incisifs*, des *incrassants*, etc, classification qui a duré jusqu'au XIXᵉ siècle.

Dans les deux livres à Glaucon sur la thérapeutique,

Galien expose des idées de thérapeutique générale et s'occupe plus spécialement du traitement des fièvres, dans lequel il faisait usage des saignées, qu'il employait du reste assez fréquemment dans sa thérapeutique. Il expose longuement les effets des saignées dans le livre Περὶ φλεβοτομίας θεραπευτικόν, et il les conseillait lorsqu'il y avait pléthore dans les vaisseaux ou dans l'état des forces. Il les proscrivait chez les jeunes enfants, chez les vieillards, chez les sujets adonnés aux excès de table. Il recommandait de les pratiquer loin du siège du mal dans les maladies récentes, et près du lieu malade dans les affections anciennes. C'est l'application de la théorie de la dérivation.

Avant Galien, il régnait en thérapeutique une opinion qu'avait défendue Asclépiade, c'est que les purgatifs attirent indifféremment les humeurs du sang dans les intestins. Il la combattit énergiquement dans son livre *Sur la propriété des purgatifs* (t. XI, p. 323-378), et il y soutient que les purgatifs n'ont pas la propriété de changer les humeurs, mais que chaque médicament a une propriété élective particulière pour chasser telle ou telle humeur. Il est le premier qui ait enseigné cette doctrine que nous admettons encore aujourd'hui, après lui avoir fait subir quelques modifications. Galien était réservé sur l'emploi des purgatifs, qu'il ne prescrivait pas sans raison, car leur usage intempestif peut être nuisible, par la raison qu'il prive le sang de matériaux utiles. Il avait précisé les cas dans lesquels il fallait employer les purgatifs ou les vomitifs, selon les indications.

Dans le Traité de l'action des médicaments simples, Galien ne s'occupe guère que des propriétés des plantes, des terres, des métaux et des animaux, selon leurs qualités de chaleur, de sécheresse, etc.

Les deux autres traités de Galien dans lesquels il expose sa thérapeutique ont pour titre : *De la composition des mé-*

dicaments selon les lieux. — *De la composition des médicaments selon les genres* (Ed. Kühn, t. XII, XIII).

Dans les dix livres qui constituent le premier, on trouve les formules des médicaments employés pour les maladies de la tête, des oreilles, des yeux, des dents, etc.

Le second ouvrage, qui contient sept livres, est un petit traité de matière médicale.

Les livres sur les Antidotes et sur les Thériaques, et le Traité des médicaments de préparation facile complètent la thérapeutique de Galien. C'est la pharmacologie. Il n'y a rien d'original dans ces ouvrages. Les Thériaques, ainsi que l'indique le nom, étaient des remèdes contre le venin des bêtes sauvages (θήρ); c'était un composé informe de toute espèce de médicaments, et dont l'invention remonte à Xénocrate, Damocrate ou Andromaque, et qui avait été chanté par Nicandre (1), environ cent cinquante ans avant J.-C., dans un poème de 958 vers, ayant pour titre : Θηριακά.

Dans les six livres consacrés par Galien à l'étude des médicaments simples, Περὶ κρασέως καὶ δυναμέως τῶν ἁπλῶν φαρμάκων (Kühn, t. XI), on trouve la pharmacologie, qui a fait autorité pendant des siècles et qui a conservé la qualification de pharmacie *galénique*, lorsqu'elle traite des remèdes végétaux. On avait étudié soigneusement les plantes et leurs effets ; malheureusement la thérapeutique était encombrée par des mélanges à l'infini, d'où les agents polypharmaques innombrables. Ce qu'on étudiait surtout dans un médicament c'était sa propriété de sécheresse, d'humidité, de chaleur, etc. Il n'en pouvait être autrement, puisque les maladies étaient considérées comme le résultat de l'altération des humeurs par la sécheresse, la chaleur, le froid et l'humidité. La saignée était faite plus ou moins abondamment, selon les forces du malade, selon son âge, et, en général, au début des maladies aiguës. On ne saignait pas les enfants

---

(1) Lipsiæ, 1856 (B. F. M. P., 35111).

au-dessous de quatre ans et on ne saignait qu'exceptionnellement les vieillards. On préférait réitérer la saignée plutôt
que d'extraire une trop grande quantité de sang d'une seule
fois. On se guidait sur l'état ou la force du pouls. Galien
précisa l'un des premiers la quantité de sang qu'il fallait
extraire. La saignée se pratiquait aux trois veines du pli du
coude, aux veines dorsales de la main, aux jugulaires,
derrière les oreilles, aux petites artères.

Les ventouses étaient d'un usage assez fréquent. Les
sangsues étaient moins employées (liv. XI, 317).

Les bains, les frictions, les purgations constituaient de
puissants agents thérapeutiques. On faisait avec les têtes
de pavot (διὰ κώδεια) une boisson somnifère très employée.

La méthode thérapeutique se réduisait à ces deux
maximes :

1° La nature doit être conservée par tout ce qui a du rapport avec la nature ;

2° La maladie étant quelque chose de contraire à la nature doit être combattue par tout ce qui est contraire à la
maladie (1).

Le traitement des maladies internes reposait sur les indications fournies par les causes, les symptômes, l'âge, le
temps, le lieu, etc. Ce sont les idées développées dans les
deux livres à Glaucon sur la thérapeutique (Ed. Kühn, t. xi).
« Si, dit Galien, vous enlevez ce qui nuit, sur le champ la
maladie cesse ». Κἄν ἀποστήσῃς τό λύπουν εὐθέως σὺν αὐτῷ παύεται τὸ
πάθημα (t. VIII, p. 137). C'est l'aphorisme si connu : *Sublata
causa, tollitur effectus*. Dans le chapitre IV des *Lieux
affectés*, Galien pose en principe que c'est par la connaissance des lieux affectés et des diathèses qu'on arrive à bien
traiter les malades.

En résumé, le traitement était basé sur trois principes :
— la connaisance de la cause fournissait le traitement étiologique, traitement médical et moral ; — la connaissance

---

(1) Ravel. *Exposition des principes thérapeutiques* (thèse) *de Galien*,
1849.

des lieux affectés indiquait le traitement local; — la connaissance de la diathèse indiquait le traitement général.

Entre la thérapeutique d'Hippocrate et celle de Galien, il y a cette différence, c'est qu'Hippocrate s'en tient aux idées de coction, de crise, de métastase, c'est-à-dire qu'il se base sur l'observation et se laisse guider par la nature, tandis que Galien s'appuie sur le raisonnement, sur l'expérimentation, mais souvent aussi sur des hypothèses.

Hygiène.

L'hygiène est vieille comme le monde. Théocratique avec Moïse, politique et patriotique avec Lycurgue, naturiste avec Hippocrate, c'est avec Galien que l'étude de l'hygiène a commencé à devenir scientifique, bien qu'elle soit encore, à cette époque, encombrée d'idées métaphysiques.

Les philosophes admettaient deux sciences pour les soins du corps, la médecine et la gymnastique : l'une, nous maintenant en bonne santé ; l'autre, nous donnant une bonne constitution. Contre les maladies de l'âme, il n'y avait qu'une science, la philosophie, ou l'hygiène morale.

Législateurs et philosophes avaient considéré l'hygiène comme étant de leur domaine. Hippocrate avait jeté les fondements de cette science dans son livre *Sur l'air, les eaux, les lieux*, étudiant l'influence de l'air sur l'homme, l'action des eaux, selon leur provenance. Il avait également étudié l'action des saisons et l'influence des climats sur la constitution de l'individu.

Xénophon (445-335 av. J.-C.), dans la *Cyropédie*, reconnaît l'importance de l'hygiène dans les armées, et son livre est un guide pour l'éducation des enfants. Platon (430-347 av. J.-C.), dans la *République* et le *Timée*, veut qu'on exerce à la fois le corps et l'âme. Épicure (341-270 av. J.-C.), dans sa lettre à Ménécée (1), recommande la frugalité, qui procure la santé, l'agilité et met l'homme en état de mépriser les coups de la fortune. L'homme, d'après lui, devait chercher à avoir le corps exempt de douleurs et l'âme exempte de troubles. Il y a loin de là à ces préceptes de gloutonnerie qu'on lui attribue et qui ont pour auteur Aristippe, un de ses disciples.

Plutarque, né 50 ans après Jésus-Christ, consacre dans ses œuvres morales plusieurs livres à l'hygiène.

On trouve de sages conseils dans le chapitre *Sur l'éducation des enfants*. Plutarque prend l'enfant dès la conception, et il interdit les rapprochements sexuels aux hommes pris de vin, car le produit s'en ressentirait. La mère doit nourrir son enfant ; elle s'acquittera de cette fonction avec plus de sollicitude que la femme mercenaire. A un âge plus avancé, l'enfant doit être confié à des maîtres sages et honnêtes, qui lui formeront l'esprit et lui donneront une éducation complète et soignée. La gymnastique occupe une place importante dans l'éducation de l'enfant, et il faut savoir alterner les exercices corporels avec les exercices intellectuels. Plutarque attache une grande importance à l'hygiène morale, qui est la philosophie.

Voilà pour l'hygiène de l'enfance.

Les Préceptes de Plutarque sont naturellement plus philosophiques que médicaux. Il recommande la chaleur aux extrémités, l'usage modéré de toutes choses, dans le boire dans le manger, dans le travail et dans les plaisirs de l'amour. Il explique les avantages que l'on peut tirer des exercices de la voix pour le jeu des poumons ; il est grand partisan des bains avant le repas, des promenades, de la gymnastique, des frictions, car la santé ne peut s'acheter au prix de l'inaction et de l'oisiveté.

Quant à la nourriture, il faut préférer les mets légers, comme les légumes, les volailles, le poisson à chair peu

---

(1) Diogène Laerce, *Vie des Philosophes*. — Epicure, Liv. X.

grasse; le mieux, dit-il, serait d'habituer le corps à n'avoir nullement besoin de la chair des animaux. Il est, sous ce rapport, un peu partisan de la doctrine de Pythagore, que ne désapprouve pas Platon.

Pour les boissons, il recommande l'usage modéré du vin coupé avec de l'eau, boisson préférable au vin pur après les exercices violents. Après le repas, un léger exercice est salutaire avant de se livrer au sommeil.

L'âme a naturellement sa part dans les *Préceptes* de Plutarque, qui répète cette idée émise par Platon à la fin du Timée, « qu'il ne faut pas exercer le corps sans l'âme, ni l'âme sans le corps; mais qu'il faut les faire marcher constamment de pair, comme deux coursiers attelés à un même char ».

C'était une sorte d'hygiène du bon sens, celle que tout le monde devine, et qui a pour bases le raisonnement et l'observation journalière.

Les choses en étaient là quand parut Galien, et c'est lui qui, le premier, a jeté les fondements d'une méthode qui a duré jusqu'au XIXᵉ siècle.

Galien s'est occupé de l'hygiène dans trois traités principaux : 1º Dans son livre à Thrasybule sur cette question : L'hygiène appartient-elle à la médecine ou à la gymnastique ? — 2º Dans ses Discours sur l'hygiène, Ὑγιεινῶν λόγοι, au nombre de six, qui n'ont jamais été traduits en français, et qui sont désignés dans les traductions latines sous le titre de *De sanitate tuenda*. (Ed. Kühn, T. X.) — 3º Dans les trois livres *Sur l'action des aliments*. (Ib.)

Dans ses discours sur l'hygiène, Galien expose en quoi consiste la santé, il en donne la description ; il établit que la science qui s'occupe du corps de l'homme se divise en deux parties : 1º une curatrice, c'est la thérapeutique; 2º une conservatrice, c'est l'hygiène.

Galien commence par l'hygiène de l'enfant, qu'il prend à sa naissance : il expose les soins qu'il réclame dès la sortie de l'utérus. Il faut qu'il soit lavé modérément avec de l'eau salée, emmaillotté soigneusement, baigné fréquemment et exclusivement nourri de lait. Si l'enfant crie, qu'on lui donne d'abord le sein, puis qu'on lui imprime de légers mouvements et qu'on cherche à le calmer par des chants. Quant à la nourrice, elle doit s'abstenir complètement des plaisirs de l'amour, ἀφροδισίων παντάπασιν ἀπέχεσθαι κελεύω τὰς θηλαζούσας παιδία γυναῖκας.

Vers trois ou quatre ans, l'enfant peut être mené en voiture, en bateau ; à sept ans, on lui permettra des exercices plus violents, tels que l'équitation.

Les autres livres sont consacrés à l'hygiène de l'adulte. Galien attache une importance considérable aux exercices corporels, qui consistent en luttes, palestres, haltères, disques, courses, pugilat ; en bains, onctions, frictions. Mais il insistait sur ce point, à savoir que tous les mouvements ne constituent pas un exercice, mais ceux-là seulement qui changent la manière d'être du pneuma ; d'où la nécessité d'une certaine force dans les mouvements musculaires, pour dissiper les superfluités excrémentitielles et favoriser la distribution de la nourriture. C'est l'exercice qui régularise les excrétions, qui développe l'appétit, la force musculaire, d'où l'avantage de la gymnastique avant le repas ; toutefois, on doit éviter la lassitude. Le sommeil a son importance, que ne méconnaît pas Galien.

Les excrétions doivent être réglées, ainsi que l'alimentation.

Dans les chapitres consacrés aux aliments, Galien revient naturellement sur sa théorie humorale, les aliments ayant pour but de nourrir le corps, de faire le sang et de contribuer à la coction des humeurs. On doit donc éviter tout ce qui peut les épaissir. Un traité tout entier est consacré à l'action des aliments, envisagés sous leurs rapports de chaud, de froid, de sec ou d'humide. Il n'acceptait pas les opinions de Pythagore sur l'alimentation exclusivement végétale.

Galien avait pour principe qu'il faut chercher à maintenir dans la bonne voie les tempéraments qui auraient de la tendance à s'en écarter. C'est par les aliments qu'il croyait

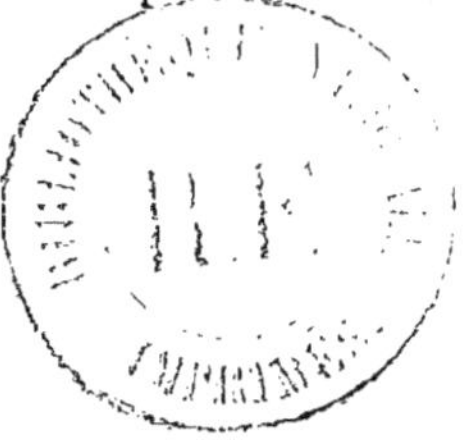

y arriver, d'où l'importance qu'il attachait à l'action des aliments dans le corps ; d'où aussi une très nombreuse classification basée sur cette action. Mais cette classification était tout à fait arbitraire. Il y avait, comme pour les médicaments, des atténuants, des incrassants, des flatulents, des obstruants, des échauffants, des refroidissants, etc., et l'abus de tel ou tel de ces aliments pouvait déterminer des maladies.

Les boissons jouent un grand rôle dans le livre de Galien. Elles consistaient généralement en eau, en oxymel et en vin. L'oxymel, dont on faisait un très grand usage à cette époque, était ainsi préparé : on faisait bouillir du miel de bonne qualité, on y ajoutait un peu de vinaigre, en quantité suffisante pour qu'il ne parût au goût ni doux, ni acide ; on chauffait de nouveau, et lorsque le mélange était intime, on le retirait du feu et on le laissait refroidir pour le boire.

Les vins de Grèce étaient renommés. Galien, après avoir énuméré les différentes espèces de vins, expose leurs propriétés contre les calculs, la goutte, la podagre, etc. Ils aident à la coction des humeurs, sont salutaires aux vieillards, dont ils réchauffent les membres ; ils chassent par les urines le sérum du sang.

Le lait constituait aussi une boisson très usitée en Grèce. Galien cite l'exemple d'un campagnard qu'il a connu et qui a vécu plus de cent ans, ne se nourrissant presque exclusivement que de lait de chèvre, dans lequel il mettait un peu de miel et du pain émietté. Quelquefois, il faisait chauffer le lait et y ajoutait quelques sommités de thym avec un peu de pain. Mais ce procédé ne réussit pas à tous. En résumé, Galien se montre partisan du lait, mais il faut que les animaux soient bien nourris.

Dans ce même livre V, Galien s'occupe d'une façon particulière de l'hygiène des vieillards, auxquels il recommande de s'exercer, mais avec modération, à tous les travaux habituels. Il leur conseille la gymnastique pour les membres, les bains, les lotions, etc. Il cite des exemples de longévité

dus au régime, aux exercices, aux bains et à la gymnastique (p. 333).

Dans le sixième livre, Galien revient aux questions générales d'hygiène, aux températaments, qu'il divise en secs et
en froids, aux constitutions, qui sont inégales ou maladives.
Pour lui, les constitutions sont inégales quand il y a iné-
galité dans la constitution du corps, c'est-à-dire dans les
parties similaires. Là, Galien retombe dans les trois divi-
sions métaphysiques d'Aristote, qu'il accepte. Il consacre
quelques chapitres à l'hygiène des gens nerveux, des goutteux, des calculeux, des épileptiques, des convalescents. Ce
sont toujours les dérivatifs qui constituent la base de ses
précepted d'hygiène.

Galien traite, dans un dernier chapitre, des fonctions génitales, pour lesquelles il impose de la modération. Les
plaisirs de l'amour, dit-il, sont funestes aux individus qui
ont le tempérament sec et nerveux, plus funestes encore à
ceux qui ont un tempérament humide et lymphatique ;
mais ils sont sans danger pour les gens qui ont le tempérament chaud et humide et la semence abondante. C'est dans
ce but qu'il conseille les exercices, les bains, les fatigues
corporelles et surtout les exercices des membres supérieurs,
qui consistaient à lever des boules, des haltères. Comme
anaphrodisiaques, il recommandait la laitue, la graine de
lin, l'application de lames de plomb sur la région lom-
baire, etc.

En résumant les livres de Galien sur l'hygiène, la scho-
lastique du moyen âge en avait tiré une classification
qu'acceptent encore quelques-uns de nos hygiénistes, en
divisant l'hygiène en *Gesta*, *Ingesta*, *Excreta*, *Percepta*,
Genitalia.

Philosophie de Galien.

Sous le rapport philosophique et médical, Galien est assez
difficile à saisir.

On faisait reposer la médecine sur deux bases — le raisonnement et l'expérience, — d'où deux sectes de médecins.

Les premiers, qui reconnaissaient Hippocrate pour chef, étaient les *rationnalistes* ou *dogmatiques*.

Les seconds étaient les *empiriques* et procédaient de Philinos de Cos, dont le plus remarquable disciple fut l'arabe Sérapion. Ils ne reconnaissaient que ce que leur donnait l'expérience basée sur l'observation, l'histoire et l'analogisme.

Malgré leurs discussions, dogmatistes et empiriques suivaient le même traitement pour les maladies (*Des sectes aux étudiants*. Trad. Daremberg. T. II. p. 384).

Les *méthodistes*, à la tête desquels était Thémison, formaient une troisième secte. Ils ne s'occupaient ni de l'âge, ni du sexe, ni du tempéramment, ni des lieux, ni du temps, etc. Ils reconnaissaient l'existence de trois états, le resserrement (στέγνωσις), le relâchement (ῥοῶδες ou ῥῦσις), et le mélange de l'un et de l'autre (ἐπιπλοκή). C'est la théorie du *strictum*, du *laxum* et du *mixtum*.

Ils considéraient comme inutile l'étude des symptômes (*De la meilleure secte*, Ch. XXI, p. 432).

Dans son livre *Des sectes aux étudiants*, Galien fait réfuter les dogmatistes par les empiriques, par les méthodistes et réciproquement, afin d'établir un ensemble de doctrine, après avoir, pour ainsi dire, considéré comme non avenues les idées de ses devanciers. Il tenta néanmoins de reconstruire la médecine hippocratique, tout en discutant certains principes du maître.

Il y avait aussi d'autres sectes qui dérivaient des trois sectes précédentes : c'étaient les *pneumatistes* qui, outre les qualités admises par Galien, reconnaissaient un cinquième élément, le πνεῦμα, sorte d'air igné qui pénétrait, animait et conservait toutes choses, et dont les altérations étaient les causes des maladies. Les *Episynthétiques* et les *Eclectiques* cherchaient à concilier l'empirisme et le dogmatisme, Platon et Aristote, et ils ne constituaient pas, à proprement parler, des sectes bien distinctes. Galien n'en disait rien.

Que fut Galien ?

Il croyait en un Dieu qu'il invoque quelquefois, Dieu créateur du monde, être éternel.

Il croyait, avec Platon, à l'âme, où plutôt à une âme triple qu'il plaçait l'une dans le foie, l'autre dans le cœur, la troisième dans le cerveau.

Il admettait trois ordres d'esprits, qui, par les artères et les veines, communiquaient à tout le corps la chaleur et la vie; des esprits *naturels*, nés dans le foie, lesquels se transformaient, dans le cœur et les poumons, en esprits *vitaux*, pour devenir esprits *animaux* en passant dans le cerveau. D'où trois ordres de fonctions ou facultés: des fonctions *naturelles* ou de la vie végétative, des fonctions *vitales* et des fonctions *animales*, ou de la vie de relation.

Il considérait le corps humain comme composé de solides, de liquides et d'esprits.

Il reconnaissait quatre éléments, la terre, l'air, l'eau et le feu, qui par leur mélange formaient les quatre humeurs, le sang, la pituite, la bile et l'atrabile. Ces éléments avaient des qualités de sécheresse, de chaleur, de froid, d'humidité que nous avons déjà signalées.

Partant de ce principe, Galien faisait consister la médecine dans l'art : 1º de conserver les parties dans leur état naturel, 2º de rétablir celles qui ne font plus leurs fonctions, 3º de travailler à une nouvelle production des parties manquantes.

Le corps était considéré comme formé de parties similaires et de parties composées ou organiques. Les parties similaires étaient les os, les ligaments, les nerfs, les membranes, les veines, les artères, la graisse, les glandes et la chair. Les parties composées ou organiques étaient formées d'un assemblage de plusieurs parties similaires, telles que les jambes, les pieds, les mains, etc. Nous trouvons ces doctrines exposées dans le Timée de Platon.

Il y a donc dans Galien un mélange de pneumatisme, d'humorisme, de dogmatisme. Il est un peu insaisissable On en a fait un éclectique, mais s'il n'appartient à aucune secte, il est incontestable qu'Hippocrate était son maître favori.

Nous n'avons pas à faire ici l'énumération des nombreux ouvrages de Galien. Les meilleures éditions grecques et latines, sont celles de René Chartier. Paris, 1679, in-f° 13 T. reliés en 9 vol. (B.F.M.P. 13), et celle de Kühn *Lipsiæ*, in-8° 1821-1833, 20 vol. reliés en 22 (34241).

Daremberg avait entrepris une traduction française des œuvres de Galien, dont deux volumes seuls ont paru, Paris, 1854-1857, in-8° (34857). Ces deux volumes contiennent les chapitres suivants : I. Que le bon médecin doit être philosophe. — II. Exhortation à l'étude des arts. — III. Que les mœurs de l'âme sont la conséquence des tempéraments du corps. — IV. Des habitudes. — V. De l'utilité des parties du corps humain. — VI. Des facultés naturelles. — VII. Du mouvement des muscles. — VIII. Des sectes aux étudiants. — XI. De la meilleure secte à Thrasybule. — X. Des lieux affectés. — XI. De la méthode thérapeutique, à Glaucon.

On possède quelques traités traduits aux XVIe et XVIIe siècles : ce sont les suivants :

De la raison de curer par évacuation du sang, trad. par Tolet. Lyon, 1540 (30867).

Des tumeurs contre nature, trad. par Tolet. Lyon, 1540 (30867).

Petits traictés propres à la médecine, trad. par Tolet. Lyon, 1540 (30867).

Perioche des VII premiers livres de la thérapeutique de Galien, trad. par Guillaume Cristian. Paris, 1540.

Livre de la curation par mission du sang, et par sangsues, révulsion, cornettes et scarification..... par Pierre Tolet. Lyon, 1540.

Des administrations anatomiques, trad. par Dalechamp, Lyon, 1512.

Des six principaulx livres de la thérapeutique de Galien. Paris, 1547 et 1570 (33302).

Le livre de Galien traitant des viandes qui engendrent bon et mauvais suc, mis en François.... Paris, 1553 (39464).

De l'usage des parties, trad. par Dalechamp. Lyon, 1566 (35178), — Paris, 1608, 1659, 1666 (32020, 5348, 7525).

La dissection des muscles, trad. par Dalechamp, Lyon, 1574 (35178).

Deux livres des simples de Galien, c'est à sçavoir le cinquiesme et le neufviesme, trad. par Jean Canape.... Lyon, 1610 (35395).

De la formation des enfants au ventre de la mère, Paris, 1559.

Des choses nutritives, trad. par J. Mossé, Paris, 1552.

Des propriétés des médicaments, trad. par Herne Favard. Limoges.

Nous nous sommes arrêté longuement sur Galien, dont les idées ont fait autorité pendant des siècles. Quelle que soit l'opinion qu'on professe sur lui, il est incontestable qu'il a laissé une trace profonde dans la science, que c'est lui qui, le premier, coordonna toutes les connaissances médicales, qu'il fut un encyclopédiste, un commentateur, un compilateur, sinon un auteur original.

C'est à tort, croyons-nous, que quelques écrivains l'ont accusé d'avoir entravé le mouvement scientifique. Si Galien a régné en maître pendant tant de siècles, c'est que personne n'avait pu le remplacer; c'est qu'il n'y avait pas de science réelle pouvant se substituer à la sienne; c'est que, hypothèses pour hypothèses, celles de Galien étaient préférables à celles des sorciers et des alchimistes du moyen âge.

ALEXANDRE, D'APHRODISIE.

ALEXANDRE est connu sous la qualification d'Aphrodisien, du nom de son pays natal, Aphrodisie, en Carie, dans l'Asie mineure. Il était contemporain de Galien, vivait à la fin du IIe et au commencement du IIIe siècle. Il appartenait à la secte péripatéticienne. Ses écrits sont plus philosophiques que médicaux. On possède de lui : *Questions médicales et problèmes physiques.* C'est un mélange confus, sans ordre, ni méthode de questions relatives à la médecine, à la physiologie. Pour cette dernière, il suit la doctrine d'Aristote ; pour la médecine, il suit celle de Galien. C'est toujours l'humorisme que l'on rencontre et l'action des esprits vitaux. Il parle d'une foule de choses médicales et extra-médicales, telles que les suivantes :

Pourquoi les chauves ont-ils le sommet de la tête dégarni et les tempes fournies de cheveux ? — Pourquoi les femmes et les hommes châtrés grisonnent-ils immédiatement ? — Pourquoi ceux qui ont peur pâlissent-ils ? — Pourquoi les phthisiques semblent-ils avoir les ongles crochus ? — Pourquoi, quand un doigt de pied est blessé, se fait-il une tumeur dans l'aine ? — Pourquoi, en hiver, quand la pluie a cessé, les étoiles semblent-elles plus brillantes ? — Pourquoi les douleurs augmentent-elles habituellement pendant la nuit ? etc., etc. Il parle des myopes, des presbytes, de l'accouplement des chiens, etc., etc.

Les réponses se ressentent de l'esprit de l'époque. Toutes ces questions sont oiseuses.

Cet ouvrage est divisé en deux sections, formant 228 problèmes ou questions.

Il existe une traduction française de Héret, en 1555, contenant 286 questions (41,228).

L'édition grecque la plus récente est celle d'Ideler, publiée en 1841, d'après l'édition des Alde (33 176, T. I, p. 1-30).

Le *Traité des fièvres* a été reproduit par Ideler, d'après les éditions de Cambridge, 1822, sur un manuscrit de Florence. C'est un petit traité de 25 pages, dédié à Apollonius, le plus illustre des Asclépiades. Alexandre admet, avec Empédocle, Zénon et la plupart des sectateurs d'Hippocrate, que la fièvre provient d'une chaleur contre nature, commençant au cœur et s'étendant par les artères et les veines par tout le corps. Il considère trois choses comme causes des fièvres, le sec, l'humide et l'air. Il admet des fièvres éphémères, hectiques, essentielles, symptomatiques. Il a fait, ainsi qu'il le dit lui-même au chapitre 30, des emprunts à Arétée.

On a encore de lui des *Commentaires à Aristote* (1420), — des *Questions naturelles et morales sur l'âme* (1210, 42281), — un petit *Traité sur le destin*.

PHILAGRIOS.

PHILAGRIOS (1) doit être placé entre Galien, qu'il cite, et Oribase, qui le cite. Nous ne le connaissons que par Oribase, par Aétius et par Rhazès.

D'après Oribase, Philagrios a écrit un livre *sur les boissons agréables*. Il nous a conservé des fragments sur l'eau miellée (T. i, p. 375. Ed. Bussemaker et Daremberg, 34 860), sur les boissons avec les têtes de pavots, les coings, les cornouilles, sur le miel au verjus, aux roses, sur l'eau de céleri.

Philagrios recommande l'emploi de l'eau miellée dans les fièvres ; il précise l'époque où elle convient le mieux, la

---

(1) L'usage a prévalu pour l'orthographe de certains noms propres. C'est ainsi que nous avons conservé le nom de Périclès, tandis que nous avons dit Hippocrate au lieu de Hippocratès, Aristote au lieu de Aristotelès, Diogène au lieu de Diogenès, Galien au lieu de Galenos, etc. Nous nous soumettons à cet usage, tout en protestant ; et si nous continuons à employer les noms de Hippocrate, Galien, etc., consacrés par l'usage, nous nous hasarderons à rétablir la véritable orthographe des noms moins connus. Nous conserverons donc les noms de Philagrios, Antyllos, Némésios, Palladios, etc., etc.

manière de la préparer. Il la prescrit surtout dans les maladies aiguës, contre les aigreurs d'estomac (Oribase, T. v, p. 143).

Philagrios ne limite pas, comme Galien, le nombre des cas dans lesquels celui-ci administre la boisson avec les pavots (διὰ κωδυῶν) ; il la conseille dans toutes les fièvres ardentes, avec ou sans inflammation des viscères et à toutes les périodes. Cette eau réussit surtout à la période d'acmé de la maladie, tantôt seule, tantôt mélangée avec du miel au verjus, aux roses ou au vin, dans lequel on a fait bouillir les têtes. L'eau de pavots convient encore dans la toux, la phlegmasie du foie ou de la rate, des reins, de la vessie, dans le diabète, le choléra ou diarrhée bilieuse.

Philagrios conseille également une boisson aux coings dans les maladies intestinales ; il emploie dans les mêmes circonstances une boisson avec les cornouilles.

Il donne le procédé de fabrication de miel au verjus qu'il prescrit dans les diarrhées chroniques, dans l'inappétence, dans les défaillances, etc. La décoction de céleri était prescrite contre les flatuosités, dans les fièvres aiguës à coction lente, etc.

Mais c'est surtout par Rhazès (1) que nous connaissons Philagrios, dont le nom a été changé par les traducteurs en Filogorius, Filogorinus. Philagrios semble avoir écrit sur toute la médecine et la chirurgie ; car nous le trouvons très fréquemment cité dans Rhazès, à propos des maladies des oreilles (L. III, f° 54, 58), des maladies des gencives (L. V, f° 65, r°), des dents (f° 66, v°), du pharynx, de la gorge, des crachements de sang, de la phthisie (L. X, f° 103, v°), de la boulimie (L. XI, f° 111, v°), des vomissements (L. XI, f° 126, v°), des maladies des intestins, du ténesme, des maladies du foie (L. XVII, f° 182, v°), de la rate (L. XX, f° 102, v°), contre lesquelles il emploie les apostèmes de ciguë, sur les maladies de la matrice (L. XXII, f° 226, r°),

____

(1) *Continens Rasis ordinatus...* Ed. Venetiis, 1509, in-f°, 2 vol. (103).

sur la pierre (L. XXIII, f° 259, v°), sur l'écoulement involontaire de semence (L. XXIV, f° 262, v°), sur le diabète (L. XXIII, f° 245, v°). Il conseillait aux diabétiques la boisson à l'eau de roses, des emplâtres froids, des aliments froids, des lavements laxatifs. Il donne aussi des remèdes contre l'impuissance virile (L. XXIV, f° 278, v°).

Bien qu'il n'y ait rien d'original dans Philagrios, ce que nous indiquons suffit pour faire voir qu'il a dû occuper un certain rang comme praticien.

Nous n'avons aucun document précis qui nous fasse connaître la localité où il est né, ni le pays dans lequel il a exercé son art. Haller pense qu'il est né en Épire et qu'il exerça la médecine en Thessalie.

ANTYLLOS.

On n'a rien de positif sur Antyllos, dont nous ne possédons que des fragments, qui nous ont été conservés par Oribase, Aetius, Paul d'Egine, Avicenne et Rhazès. Il vivait à la fin du IIIe ou au commencement du IV° siècle.

Ces auteurs nous ont donné de lui quelques recettes de médicaments. Il était grand partisan de l'eau chaude, prescrivait l'eau froide dans les fièvres chaudes, le vinaigre contre les hémorrhagies nasales et œsophagiennes, le décubitus sur le côté dans les affections des reins, dans le satyriasis, dans les mauvaises digestions, afin (pensait-il) que le foie pût réchauffer l'estomac. Il faisait déclamer ou réciter à haute voix pour donner plus de force à la poitrine. Il indiquait, en les précisant, les veines qu'il faut saigner dans les différentes maladies.

La chirurgie d'Antyllos était assez avancée. Il indiquait la manière d'ouvrir les abcès et pratiquait au besoin des contre ouvertures:Il reconnaissait des fistules simples, anfractueuses, osseuses. Il en faisait l'incision et coupait les callosités, ruginait l'os au besoin, et, s'il était nécrosé,il en faisait la résection. Si une fistule avait plusieurs trajets, il les réunissait en un seul.

Il enlevait par excision les tumeurs pédiculées; il traitait certaines gangrènes par la compression prolongée. Il
enlevait également les tumeurs ganglionnaires des aines,
du cou, etc. Il excisait les veines variqueuses au point le
plus déclive. On trouve dans Oribase presque toute la chirurgie d'Antyllos, sur les scarifications, les ventouses,
l'hypospadias, le phimosis, l'opération de la cataracte par
abaissement et par succion, etc. Antyllos pratiquait les résections osseuses dans la contiguité et dans la continuité.
Toutefois, il n'osait réséquer la tête du fémur, mais il était
plus hardi pour pratiquer d'autres résections, telles que
celle de l'articulation temporo-maxillaire.

Antyllos doit être considéré comme l'inventeur du traitement de l'anévrysme par l'ouverture du sac. C'est Oribase qui nous a conservé ce chapitre d'Antyllos que nous
reproduisons (1) :

« Il existe deux espèces d'anévrysmes : dans le premier,
l'artère a éprouvé une dilatation locale (c'est de là que
l'anévrysme tire son nom); dans le second, l'artère a été
déchirée et vomit le sang dans la chair qui est au-dessous.
Tous les anévrysmes qui tiennent à la dilatation d'une artère sont plus allongés que les autres; les anévrysmes par
rupture, au contraire, sont plus arrondis; l'anévrysme qui
provient de la dilatation d'une artère est recouvert par une
couche plus épaisse de tissus : on entend comme une espèce
de bruit quand on comprime avec les doigts ceux qui tirent
leur origine d'une rupture; dans l'autre espèce d'anévrysme,
au contraire, aucun bruit ne se fait entendre. Refuser de
traiter un anévrysme, comme le voulaient les anciens chirurgiens, c'est une stupidité; mais il est dangereux aussi
de les opérer tous; nous refuserons donc de traiter les anévrysmes qui ont leur siège à l'aisselle, à l'aine et au cou, à
cause du volume des vaisseaux, à cause de l'impossibilité
et du danger qu'il y a à les isoler et à les lier; nous ne
touchons pas non plus un anévrysme d'un volume consi-

____

(1) *Oribase.* Trad. Bussemaker et Daremberg, 1872, t. IV, p. 52
et suivantes.

dérable, même quand il a son siège dans quelque autre
partie du corps ; nous opérerons de la manière suivante
ceux qui existent aux extrémités, aux membres et à la tête :
s'il se présente un anévrysme par dilatation, nous ferons
sur la peau une incision droite, dans le sens de la longueur
du vaisseau ; ensuite, écartant, à l'aide de crochets, les
lèvres de la plaie, nous couperons avec précaution toutes
les membranes qui séparent la peau de l'artère ; avec des
crochets mousses nous isolerons la veine de l'artère et nous
mettrons à nu, de tous les côtés la partie dilatée de ce dernier vaisseau ; après avoir introduit au-dessous de l'artère
le bouton d'une sonde, nous soulevons la tumeur, puis nous
faisons passer le long de la sonde une aiguille munie d'un
fil double, de telle manière que le fil se trouve placé au-
dessous de l'artère ; nous coupons les fils, avec des ciseaux,
près de l'extrémité de l'aiguille, de façon qu'il existe alors
deux fils et quatre chefs ; saisissant ensuite deux chefs d'un
des fils, nous les amenons doucement vers l'une des deux
extrémités de l'anévrysme et nous les nouons avec soin.
De la même manière nous amenons aussi l'autre fil vers
l'extrémité opposée, et dans cet endroit, nous lions l'artère ;
ainsi, l'anévrysme tout entier est placé entre les deux ligatures. Nous ouvrons ensuite le milieu de la tumeur à l'aide
d'une petite incision ; de cette manière, tout ce qu'elle contient sera évacué et il n'y aura pas de danger d'hémorrhagie. Lier, comme il vient d'être dit, l'artère des deux côtés,
puis extirper la partie dilatée qui se trouve au milieu, est
une opération dangereuse ; souvent, en effet, la violence et
la tension du pneuma artériel repoussent les ligatures. Si
l'anévrysme tire son origine de la rupture d'une artère, on
isole avec les doigts une partie de la tumeur, aussi grande
qu'on peut, en y comprenant la peau ; après quoi on fait
passer au-dessous de la partie isolée une aiguille pourvue
d'un fil double, soit en lin, soit fait avec une corde
de boyaux ; après l'introduction du fil, on le coupe avec des
ciseaux, près du chas de l'aiguille, de manière qu'il y ait
deux fils ; ensuite on saisit les deux chefs de l'un des fils et
on les amène à droite, où on les noue vigoureusement, de

façon que le fil ne puisse pas glisser ; nous amenons de la même manière les chefs de l'autre fil au côté opposé, à gauche. Si on craint que les fils ne glissent, on fait en outre passer par le même endroit une autre aiguille qui coupe la première comme la lettre X, et les fils eux-mêmes présentent alors, dans leur entrecroisement, la forme de cette lettre ; cette seconde aiguille sera également munie d'un fil double. On coupe ces seconds fils avec des ciseaux, et on les noue de la même manière que les premiers, de façon que les quatre fils concourent à la ligature ; ensuite on ouvre la tumeur à son sommet, et, après avoir évacué ce qui s'y trouve, on résèque la partie superflue de la peau, en laissant en place celle qu'on avait prise dans les fils ; par ce procédé, l'opération a lieu sans qu'il survienne d'hémorrhagie. »

Paul d'Egine (1) nous fait connaître le procédé donné par Antyllos pour l'opération de la laryngotomie, les indications et les contre-indications de cette opération. « Nous réprouvons, dit-il, l'opération dans les suffocations, ainsi que nous le dirons au sujet de la diététique ; car l'incision est inutile lorsque toutes les bronches et le poumon sont malades. Mais, dans les inflammations des parties situées au voisinage de la bouche et du menton, ou quand les amygdales bouchent l'ouverture de la bronche, si la trachée artère n'est pas malade, il est raisonnable de pratiquer la trachéotomie pour éviter le danger de l'asphyxie. Lors donc que nous nous mettrons à l'œuvre, nous inciserons une portion de la trachée artère vers deux ou trois anneaux plus bas que le commencement de la bronche, car il serait dangereux de la diviser tout entière. Cet endroit est avantageux parce qu'il n'y a pas de chair et parce que les vaisseaux sont situés loin du lieu que l'on coupe. Inclinant donc en arrière de la tête du patient, de manière à rendre la bronche plus apparente, nous faisons une incision transversale en la conduisant entre deux de ces anneaux, afin de ne pas couper les cartilages, mais bien la membrane

---

(1) Paul d'Egine, trad. par R. Briau, p. 165.

qui les unit. Si un opérateur n'est pas sûr de lui pour cette opération, qu'il divise la peau en la soulevant avec un crochet; puis étant arrivé sur la trachée artère, qu'il fasse l'incision en rangeant de côté les vaisséaux, s'il s'en présente par hasard. »

Oribase nous donne encore des extraits d'Antyllos sur les masticatoires, les fumigations, les errhins, les diurétiques, les sudorifiques, les hémagogues, les collutoires.

Antylles ne négligeait pas les questions relatives à l'hygiène, et nous trouvons dans Oribase des fragments sur les vents, les localités, la chambre du malade, les bains simples végétaux ou minéraux artificiels, les embrocations, les affusions, les promenades, les courses, la natation, le pugilat, etc.

Ses idées sur le genre de promenade étaient plus théoriques que pratiques. Il considérait la marche sur les talons comme avantageuse quand l'utérus remonte, quand les règles sont supprimées.

ORIBASE.

Oribase (Ὁρειβάσιος) est né environ 325 ans après J.-C., à Pergame, en Mysie, d'après son biographe et ami Eunape. Il est issu d'une bonne famille et il étudia la médecine sous Zénon, de Chypre, médecin complètement inconnu aujourd'hui. Il fut le confident et l'ami de Julien, qui l'emmena avec lui dans les Gaules en 355. C'est pendant son séjour dans ce pays que Julien lui avait demandé de rédiger une sorte d'encyclopédie des sciences médicales; mais ce ne fut qu'après l'avènement de Julien à l'empire, en 361, qu'il recommença son recueil, qui avait 70 livres, portait pour titre Ἰατρικαὶ Συναγωγαί (*Recueil médical*), et qu'il dédia à l'empereur Julien. Attaché à la fortune de Julien, il l'accompagna dans l'expédition contre les Perses, dans laquelle l'empereur périt en 363.

A la mort de Julien, la fortune d'Oribase changea. Il avait partagé les idées de l'empereur dans sa persécution contre les chrétiens. Les successeurs de Julien, convertis au christianisme, exilèrent Oribase chez les Goths. Rappelé d'exil, Oribase épousa une femme riche dont il eut quatre enfants. Il continua la pratique de la médecine et mourut vers 395.

La préface du recueil médical donne une idée exacte du plan suivi par Oribase. « L'abrégé que votre divinité, empereur Julien, m'a demandé pendant notre séjour dans les Gaules, je l'ai achevé selon votre désir et l'ai extrait seulement des écrits de Galien. Après en avoir fait l'éloge, vous m'avez ordonné ensuite de rechercher parmi tous les meilleurs médecins les préceptes les plus importants et les plus utiles pour atteindre le but de la médecine. J'ai accepté volontiers de faire ce travail selon mes forces, convaincu qu'un semblable recueil serait très utile, car on pourrait y trouver promptement ce qui, dans chaque cas, convient aux malades. Considérant comme inutile et tout à fait superflu d'écrire souvent les mêmes choses, en puisant également chez les auteurs qui ont le mieux écrit et chez ceux qui n'ont pas composé leurs ouvrages avec le même soin, j'emprunterai seulement à ceux qui ont le mieux parlé, n'omettant rien de ce que j'avais pris autrefois à Galien seul, faisant reposer mon travail sur cette considération que Galien l'emporte sur tous ceux qui ont traité le même sujet, par la supériorité de ses méthodes et de ses définitions, car il suit les principes et les enseignements d'Hippocrate. Voici l'ordre que je suivrai : d'abord je rassemblerai toutes les parties traitant de la nature et de la structure de l'homme, après avoir parlé de l'hygiène et du rétablissement des forces ; ensuite je traiterai de ce qui a rapport à la théorie du diagnostic ; après quoi je parlerai de la guérison des maladies, de leurs symptômes, en un mot de tout ce qui est contre nature. Je commencerai par les propriétés des aliments. »

Les quatre premiers livres sont consacrés aux aliments, à leur mode d'action, à leur préparation ; le cinquième, aux boissons ; le sixième, aux exercices ; le septième et le huitième aux émissions sanguines et aux évacuations. C'est dans le livre VII, § 20, qu'Oribase parle des bons effets de la saignée par scarification, très peu employée alors, dans les suppressions menstruelles, dans les fluxions des yeux, les maux de tête ; il rapporte qu'étant attaqué de la peste en Asie, il se scarifia abondamment la jambe ; au deuxième jour de la maladie il fut guéri. Le neuvième livre est relatif à l'air, aux localités, aux médicaments externes ; le dixième, aux bains et à la médication topique.

Les livres XI, XII, XIII sont la reproduction du livre de matière médicale de Dioscoride, dont l'ordre méthodique a été changé en ordre alphabétique.

Les livres XIV, XV et XVI traitent des médicaments simples et composés.

Les livres XVII, XVIII, XIX et XX sont perdus.

Les livres XXI, XXII, traitent de la splanchnologie, de l'anatomie. C'est dans le chapitre 24, § 8, qu'Oribase donne la première description des glandes salivaires : « Sur les deux côtés de ce ligament (*frein*), vous trouverez les orifices des vaisseaux dits *salivaires*, dans lesquels on peut introduire une sonde à deux boutons. Ces vaisseaux prennent leur origine à la racine de la langue, là où se trouvent aussi les glandes de cet organe : car c'est d'elles que proviennent ces vaisseaux, qui, pour la forme, ressemblent aux artères. A travers ces vaisseaux chemine un liquide pituiteux, qui humecte la langue elle-même et les parties latérales et inférieures de la bouche, ainsi que celles qui se trouvent placées tout à l'entour... » (Oribase, trad. Bussemaker et Daremberg, t. III, p. 310.)

Les livres suivants sont perdus et il nous faut arriver au livre XLIV⁰ pour trouver la chirurgie pratique, où il traite de la diathèse fluxionnaire, des abcès, de l'excision des côtes, des fistules, de la gangrène. On trouve dans Oribase l'indication du tuyau en étain, percé de trous, qu'on introduisait dans les abcès de la région anale pour la sortie des vents. Il traite aussi des abcès du péritoine, du foie, de la rate, du rectum.

Les livres XLVI, XLVII, XLVIII et XLIX traitent des

fractures, des luxations, des bandages et des machines. Le 11 juillet 1607, la Faculté de médecine de Paris prescrivit par une délibération que les livres d'Oribase sur les bandages et les machines seraient expliqués aux étudiants.

Les autres livres ne sont pas venus jusqu'à nous, ou ceux que nous possédons ne sont pas authentiques.

Dans un de ces livres, il est longuement question de ce qui a trait à l'hygiène et au régime des femmes, des filles et des enfants, du choix de la nourrice, de son genre de vie. Oribase prend l'enfant à sa naissance et le conduit jusqu'à l'âge adulte, en empruntant à Galien, à Athénée, à Mnésithée d'Athènes, à Rufus, à Dioclès. Il s'occupe des tempéraments, des maladies et des forces de l'âme, de la respiration, de la voix, des mouvements des muscles, etc. (Trad. Bussemaker et Daremberg, t. III.)

Le deuxième ouvrage d'Oribase a pour titre : Σύνοψις. C'est un abrégé en neuf livres du *Recueil* ou *Collection médicale*. Cet abrégé est dédié à son fils Eustathius. C'est, dit Oribase dans sa préface, un moyen pour les médecins de saisir facilement ce qu'ils doivent faire. « En lisant une exposition concise, dit-il, ils se ressouviendront de tout ce qui regarde chaque notion particulière et ils auront l'avantage de posséder des données suffisantes sur ce qui est nécessaire, sans s'imposer une besogne trop rude. Je rapporterai seulement les moyens de traitement qu'on emploie et qu'on se procure aisément, c'est-à-dire ceux qui réussissent habituellement à l'aide des médicaments et du régime; mais je ne ferai pas mention de la chirurgie, par la raison qu'elle est difficile à pratiquer, surtout en voyage...» (Oribase, trad. de Bussemaker et Daremberg, t. V, p. 2.) Dans cet ouvrage (livre VIII § 10), Oribase donne, le premier peut-être, la description succincte de la lycanthropie, qu'il considère comme une espèce de mélancolie.

Le troisième ouvrage d'Oribase a pour titre : Περὶ εὐπορίστων, *sur les médicaments faciles à se procurer*. C'est un petit traité en quatre livres, dédié à Eunape, de Sardes, et rédigé pour les personnes étrangères à la médecine; on dirait aujourd'hui « à l'usage des gens du monde ». C'est l'indication sommaire des soins à donner aux malades, loin des centres de population, en attendant le médecin. Oribase expose le régime à suivre, les principaux symptômes des maladies communes et leur traitement.

Oribase doit occuper une place importante dans l'histoire de la médecine grecque. S'il ne fut pas un novateur, on doit au moins le considérer comme un compilateur intelligent, qui nous a laissé des notions précises sur la médecine au IVe siècle, et qui, en outre, nous a conservé des fragments d'auteurs qu'on ne trouve mentionnés que par lui.

Oribase a été traduit en français par Bussemaker, Daremberg et A. Molinier. Paris, 1851-1876, 6 vol. in-8. (B. F. M. P. 34860); traduction à laquelle nous renvoyons.

NÉMÉSIOS.

Némésius, ou mieux Némésios, n'était pas médecin : il était évêque d'Emèse (aujourd'hui Hums), en Phénicie, et s'était adonné à quelques études de philosophie. On ne connaît sur lui aucun détail biographique, et on peut fixer au IVe siècle l'époque de son existence. Le principal ouvrage que nous possédions de lui a pour titre : Περὶ φυσέως ἀνθρώπου, *Sur la nature de l'homme.* C'est un ouvrage d'environ 200 pages, dans lequel l'auteur traite de l'âme, de son union avec le corps, des sens, des passions, du pouls, de la génération, de la respiration, du destin, de la Providence, etc. Ce livre, divisé en 44 chapitres, est un abrégé de la physiologie de Galien pour les questions médicales Pour la philosophie, il emprunte à Platon et à Aristote. On n'y trouve rien d'original. On a cru que Némésios avait entrevu la circulation du sang : il faut une grande bonne volonté pour accepter et soutenir cette opinion, qui repose sur le passage suivant extrait du chapitre XXIV, *sur le pouls* : « Les mouvements du pouls, qu'on appelle faculté vitale, ont leur origine dans le cœur et surtout dans le ventricule gauche qu'on appelle pneumatique (πνευματική), qui distribue une chaleur innée et vitale au moyen des artères dans toutes les parties du corps, de même que le foie envoie la nourriture au moyen des veines. En effet, si le cœur est chauffé outre nature, aussitôt l'animal se trouve chauffé outre nature : le cœur étant refroidi, l'animal se refroidit. Car l'esprit vital va du cœur, au moyen des artères, dans tout le corps...; le nerf vient du cerveau, qui est le principe du mouvement et du sentiment; du foie, principe du sang et de la faculté nutritive, viennent les veines et les vaisseaux sanguins ; du cœur, principe de la faculté vitale, viennent les artères et les vaisseaux qui contiennent le pneuma. Ces trois parties se prêtent un mutuel concours. La veine fournit l'aliment au nerf et à l'artère ; l'artère fournit la chaleur naturelle à la veine et répand l'esprit vital... L'artère se dilate et se contracte avec une certaine harmonie et régularité, prenant au cœur la source du mouvement. Mais, tandis qu'elle se dilate, elle tire des veines voisines un sang léger, lequel étant exhalé devient un aliment d'esprit vital. Quand elle se contracte... elle vide, par des pertuis cachés dans tout le corps, ce qui est fuligineux. De cette manière, le cœur expulse par l'expiration, par la bouche et par le nez, ce qui est fuligineux τὸ λιγνυῶδες. »

Quant à nous, nous ne voyons rien dans ces lignes qui nous autorise à penser que Némésios connaissait ou supposait la circulation du sang.

On s'est appuyé avec plus de raison sur un autre passage du même ouvrage, pour croire que Némésios avait connu avant Delboe (Sylvius) les fonctions de la bile. « La bile jaune, dit-il,... sert à la digestion (πέψις) et elle chasse les excréments : elle devient ainsi, sous un certain rapport, l'un des agents de la nutrition ; elle donne au corps une certaine chaleur, en tant que force vitale. Pour ces raisons, elle paraît avoir été faite pour elle-même ; mais ayant la propriété de purger le sang, elle paraît faite aussi pour le sang. » (*De la respiration*, chapitre XXVIII, p. 121.)

Il existe, à la Bibliothèque nationale, quelques manuscrits des œuvres de Némésios (nᵒˢ 225, 2077, 2299). La première et meilleure édition grecque-latine a été donnée par Nicaise Ellebodius, *Antuerpiæ*, 1565, in-8° (B. F. M. P. 31122). Une traduction a été faite pour la première fois, en 1844, par J. B. Thibault, ancien élève de l'Ecole normale.

PALLADIOS.

Palladios, surnommé Ἰατροσοφιστής, médecin savant (dans la médecine spéculative), vivait au IVᵉ siècle, du moins avant Razès, qui le cite quelquefois. On n'a aucun renseignement sur sa biographie, mais il nous reste de lui deux traités ; l'un est sur les fièvres ; l'autre consiste en des commentaires sur le livre VI des épidémies d'Hippocrate, ouvrage incomplet.

Le traité sur les fièvres a pour titre : Περὶ πυρετῶν σύντομος σύνοψις. C'est un petit livre d'une vingtaine de pages (40 chapitres), clairement écrit.

Dans ce livre, Palladios définit la fièvre et sa nature ; il expose les différentes variétés de fièvres, leur origine et fait connaître celles qui sont occasionnées par l'excès de sang, de bile, de mélancolie ou de pituite. On y retrouve toute la doctrine humorale. Il expose ensuite les signes de la fièvre d'accès, comment surviennent les sueurs, les bâillements, les maux de tête, quel est le diagnostic des fièvres quotidiennes, synoques, chaudes, hectiques, marastiques, éphémères, tierces, quartes, épiales, ou continues, etc. Quant à la cause de l'intermittence des fièvres, Palladios dit qu'elle est cachée dans les muscles, sans donner aucune explication à ce sujet.

Pour le traitement, il y consacre une douzaine de lignes. Il faut, dit-il, que le corps soit dans de bonnes dispositions ; il faut combattre la cause de la fièvre ainsi que tout ce qui peut nuire au corps. En résumé, c'est la doctrine hippocratique.

C'est à tort qu'on a accusé Palladios d'avoir emprunté son Traité des fièvres à Aétius. Aétius s'occupe des fièvres dans son livre V, et il n'y a rien de semblable dans les deux auteurs. Partager les mêmes opinions qu'un autre ne constitue pas un plagiat.

On possède plusieurs éditions de ce traité des fièvres. Jean Chartier en a donné une édition grecque-latine, in-4°, en 1646, 46 pp. (B. F. M. P., 5978). J. St. Bernard en a publié à Leyde, en 1745, une édition in-8°. Ideler en a donné, en 1841, une édition grecque dans *Physici et medici græci minores...* Berlin, 2 vol. in-8°, *in* T. ɪ, page 107-120. (B. F. M. P., 33176.)

Le second ouvrage de Palladios a pour titre : Σχόλια τῆς ἑκτης ἐπιδημίας ἀπὸ φωνῆς Παλλαδίου σοφίστου. Il n'y a rien d'original dans cet ouvrage qui est incomplet : ce sont des commentaires qui n'ajoutent rien de nouveau aux idées d'Hippocrate. Ces fragments ont été réunis pour la première fois par Fr. Reinhold Dietz, dans un ouvrage ayant pour titre : ... *Scholia in Hippocratem et Galenum* ; Regimonti Prussorum, 1834, 2 vol. in-8° *in* T. ɪɪ, p. 1-204. (B. F. M. P., 33148.) Il en existe une traduction latine, par Junius Paulus Crassus, Basileæ, 1681, in-4°. (B. F. M. P., 5871, p. 151-297.)

On le considère encore comme l'auteur des scholies sur le Traité des fractures d'Hippocrate : Σχόλια εἰς τὸ περὶ ἄγμων Ἱπποκράτους. Ces scholies sont divisées en trois sections : Palladios s'occupe des fractures du bras, du pied, du talon, du tibia, du fémur ; la troisième section contient des idées générales. Rien d'original dans ce travail, dont nous ne possédons que des fragments. Ces scholies ont été traduites pour la première fois, en latin, par René Chartier, dans son *Hippocrate...*, 1649, in-f°, T. xɪɪ, p. 272-286.

AÉTIUS.

Aétius (Ἀέτιος) est né à Amida, aujourd'hui Amid ou Kara-Amid, ou Diarbekir, sur le Tigre, en Mésopotamie, vers la fin du v⁰ siècle. Il étudia la médecine à l'école d'Alexandrie, puis revint à Constantinople où il fut attaché à la cour des empereurs, sous le titre de chef des vivres (κόμης ὀψωνίου). Il professait le christianisme.

Ce qui nous reste de lui n'est qu'une compilation. Arétée, Galien, Dioscoride, Oribase sont les principaux auteurs auxquels il a emprunté, en les citant. Son ouvrage a pour titre : Βιβλία ἰατρικὰ ἑκκαίδεκα (*seize livres de médecine*, divisés en quatre parties contenant chacune quatre livres ou *tetrabiblia*). Nous ne possédons que les huit premiers imprimés en grec : ils existent à la bibliothèque de la Faculté de médecine de Paris, édition grecque latine de Janus Cornarius, *Lugduni*, 1549, in-f°, n° 84. Cornarius a traduit les seize livres en latin, mais n'a donné que les huit premiers en grec. La bibliothèque de la Faculté de Paris possède un exemplaire grec manuscrit des huit derniers livres, en 50 chapitres (Ms. 76). Elle possède encore l'édition latine in-f° de 1535, *Basileæ* (86), et l'édition latine in-8°, 1553, *Venetiis*, 2 vol. (33335).

Voici l'indication sommaire des seize livres d'Aétius : 1° Des vertus des médicaments (il suit l'ordre alphabétique); 2° Des différences du sol, des métaux, etc. (il y traite du bol d'Arménie, des sels, de la matière médicale tirée des animaux, du sang, du lait, du sérum (d'après Galien), du fromage (d'après Galien), du beurre, de la sueur, de la salive, des urines, des excréments, de la chair, des poissons, etc.). Beaucoup de ces articles sont empruntés à Galien. Livre III : De l'exercice, de l'équitation, des rapports sexuels (d'après Rufus), de l'insolation (d'après Antyllos), de la saignée (d'après Galien); des moyens d'arrêter l'hémorrhagie artérielle. Dans le même livre, il traite des ventouses, des purgations (d'après Antyllos). Il parle des purgatifs locaux, oculaires, auriculaires, errhins, des galactogènes, des évacuants du foie, de la rate, des reins, de la vessie, des emménagogues, etc. Le livre IV est consacré à l'hygiène et à l'éducation des enfants. Dans le livre V, Aétius s'occupe de la connaissance et de la cure des fièvres. Il emprunte à Philouménos. Dans le livre VI, Aétius traite des maladies de la tête, des nerfs, des oreilles, du nez. Il emprunte à Posidonios, Marcellus, Archigénès, Sidonius,

Didymos, etc. Le livre VII est consacré aux maladies des yeux ; le livre VIII, aux maladies du visage, des dents, des amygdales, à la grenouillette, aux maladies de la poitrine, aux palpitations, pour lesquelles il fait des emprunts à Criton, à Archigénès. Dans ce livre, il indique des pommades pour les sourcils, des onguents pour préserver le teint, des cosmétiques contre les taches du visage, etc. Le livre IX traite des maladies de l'estomac et des intestins, des vers, des ascarides. Le livre X traite des maladies du foie, obstructions, inflammations, abcès, etc. Aétius emprunte beaucoup à Philagrios, Archigénès, etc. L'ictère est rédigé d'après Rufus et Galien. Dans l'anasarque, Aétius, d'après Asclépiade (ch. XXX), faisait des incisions au-dessus de la cheville : il donne beaucoup de détails sur ce procédé opératoire, qu'on attribue faussement à Delboe. Dans le livre XI, Aétius s'occupe du diabète, des maladies des reins, de la vessie, du priapisme, de l'écoulement de la semence, de l'impuissance virile. Dans le chapitre XIV, Aétius indique les moyens de reconnaître la présence de la pierre dans la vessie, et si on ne peut la faire dissoudre ou l'extraire avec le cathéter, il faut, dit-il, inciser la vessie, en faisant l'incision par en bas, selon l'habitude. Le livre XII traite de la sciatique, de la goutte et du rhumatisme, des maladies bilieuses. Ce livre présente un grand intérêt pratique. Aétius conseille, d'après Archigénès, l'usage des cautères, soit au fer rouge, soit par des moxas avec des racines de plantes, ou du *stercus* de chèvre. Il indique beaucoup d'autres liniments. Il établit la différence entre la podagre et l'arthritis. Il en plaçait la cause dans l'abus des plaisirs de la table et de l'amour et dans la crudité des humeurs. Après avoir exposé la théorie humorale, Aétius donne comme préservatifs la diète et le régime. Comme traitement curatif, il conseille d'abord d'évacuer les humeurs trop abondantes et de fortifier les membres affaiblis, d'où les saignées, les purgations d'abord, puis les réfrigérants ou les réchauffants, selon que le tempérament est sec ou humide. Vient ensuite l'énumération des onguents et des emplâtres auxquels il attache une grande importance. Il

consacre un petit chapitre (xxx), aux médicaments stupé-
fiants, à la tête desquels il place le pavot et le safran. Dans
le livre XIII, Aétius parle de la morsure des animaux venimeux, de la préparation de certains médicaments, de la
thériaque, de la mithridate, de différents antidotes, puis de
l'éléphantiasis, de la lèpre, du vitiligo. Dans le livre XIV,
il est question des hémorrhoïdes, des maladies du siège,
du scrotum, et des topiques qui leur conviennent; des blessures sanglantes, des plaies, des abcès, des ulcères, des fistules, etc. Il distinguait les hémorrhoïdes en cachées ou en
profondes, et en visibles et fluentes. Il conseillait d'opérer ces dernières, en les attirant avec un crochet, en les
coupant à la base et en faisant ensuite la torsion (ch. v, vi).
Pour arrêter le sang, il appliquait une éponge préparée
avec un fil dont il laissait l'extrémité au dehors.

Aétius rapporte, d'après Léonidas, le traitement du prolapsus du rectum par la cautérisation, des abcès de la marge
de l'anus, des ulcères phagédéniques, par l'excision et la
cautérisation. Pour la fistule de l'anus, son procédé opératoire était celui qu'on emploie encore de nos jours : incision et ablation des callosités. Aétius indique (ch. xx) le
traitement du prurit du scrotum, maladie qu'il attribuait à
l'âcreté des humeurs. Il conseillait l'abstention des aliments
âcres, l'usage d'un régime doux, de l'eau rougie, des cataplasmes de farine de fèves d'Egypte, des liniments soufrés
ou de blancs d'œufs, etc.

Le livre XV traite des tumeurs molles, des strumes, du
bronchocèle, des stéatomes, de la dilatation des vaisseaux,
ou anévrysmes artériels et traumatiques (ch. x), dont il
énumère les symptômes. Comme traitement chirurgical de
l'anévrysme du pli du coude, il indique de couper l'artère
entre deux ligatures, d'enlever les caillots de sang et de
remplir la plaie avec des substances parmi lesquelles était
l'encens.

Le livre XVI et dernier est consacré à la grossesse et à ses
maladies. Aétius expose les causes de dystocie dépendant de
la mère, et parmi lesquelles il cite les polypes, les calculs
vésicaux, l'étroitesse du bassin, les difformités provenant

de la courbure exagérée de la colonne vertébrale, ou de la rétention des fèces, etc. L'âge avancé, la primiparité sont encore indiqués par Aétius comme causes de difficulté. Viennent ensuite les causes de dystocie provenant de l'enfant. Aétius consacre quelques chapitres à l'impuissance et à la stérilité dépendant de l'homme ou de la femme, aux maladies des mamelles, de l'utérus, en empruntant beaucoup à Archigénès, à Philouménos, à Aspasie, à Soranus, etc.

Aétius, on le voit, n'a été qu'un compilateur; il a emprunté à presque tous les médecins qui l'ont précédé; mais il fut un compilateur consciencieux, car il indique toujours les auteurs auxquels il a fait des emprunts. Nous les avons presque tous nommés dans les lignes précédentes. Aétius donne beaucoup de recettes. On l'a accusé d'un peu de charlatanisme et de crédulité, et on ne manque pas de lui reprocher sa méthode pour débarrasser les malades des os ou des autres corps étrangers qu'ils auraient avalés : « Placez-vous, dit-il, vis-à-vis le malade ; recommandez-lui de vous regarder et dites : Sors, os, si tu es un os, ou un fétu de paille, ou quoique tu sois, de même que Jésus-Christ a fait sortir Lazare du sépulcre et Jonas de la baleine. Et, tenant la gorge du malade, prononcez ces paroles : Blaise, martyr et serviteur du Christ dit : Ou monte ou descends. » (Livre VIII, ch. L.) Aétius parle, et peut-être le premier, des vers qui s'engendrent dans les muscles, et il donne les procédés pour les extraire.

On trouve dans Aétius quelques remèdes tirés de la pharmacopée égyptienne.

La peste dans les historiens byzantins.

Ce n'est guère chez les médecins, mais c'est surtout chez les historiens grecs que nous trouverons des descriptions précises des épidémies de peste qui se sont montrées dans l'empire grec pendant le moyen âge. Nous croyons, à ce titre, devoir leur accorder une place parmi les médecins grecs.

PROCOPE (Προκόπιος) n'était pas médecin : il est au nombre des historiens byzantins ; mais la description qu'il a donnée de la peste qui a sévi dans l'empire d'Orient au VIᵉ siècle, et dont il a été témoin, est la plus complète que nous connaissions.

Né à Césarée, en Palestine, dans la première moitié du VIᵉ siècle, il vint jeune à Constantinople, fut avocat et professeur d'éloquence, secrétaire de Bélisaire dans ses campagnes d'Asie, devint sénateur, préfet de Constantinople en 562, et mourut vers 565.

C'est dans le livre II de la *Guerre persique* (chap. 22 et suiv.) qu'il trace une description exacte et fort intéressante de la peste qui sévit en 542, description qui peut prendre place à côté de celle de Thucydide, et dont nous croyons utile de donner la traduction (1).

« La peste prit son origine en Egypte, à Péluse. De là, elle se partagea en deux branches, dont l'une envahit Alexandrie et l'autre s'étendit sur le reste de l'Egypte ; de là, elle gagna la Palestine, puis le monde entier, à des périodes déterminées.

« Et en effet, elle semblait obéir à des lois fixes et ne rester dans chaque contrée qu'un certain temps, et ne pas épuiser son venin, afin de pouvoir s'étendre dans tout l'univers et ne pas laisser un coin du monde sans s'y manifester. Aucune île, aucune caverne, aucune montagne habitées par les hommes n'échappèrent à ses ravages. Si elle avait épargné une localité, en ne s'y montrant que d'une façon bénigne, elle y revenait plus tard et ne l'abandonnait qu'après y avoir fait un certain nombre de victimes, proportionnel au nombre des habitants. Commençant toujours par les rivages maritimes, elle s'étendait ensuite au milieu des terres habitées.

« La seconde année, elle parvint à Constantinople, où

---

(1) *Histoires*, Ed. Nierburh, T. I, p. 249-259.

Cette peste est connue sous le nom de *peste de Justinien*, sous le règne duquel elle se manifesta.

j'ai pu être témoin de ses ravages. Voici comment elle se manifestait :

« Beaucoup avaient des visions de démons ayant la forme humaine. Ceux qui étaient atteints de la maladie croyaient qu'ils avaient été frappés sur quelque partie du corps par des gens qui les avaient rencontrés. Après ces visions, la maladie se déclarait. Au début de l'épidémie, les malades imploraient la divinité, faisaient de pieuses expiations, selon leurs moyens, pour éloigner d'eux le fléau. C'était en vain; car beaucoup de gens qui s'étaient réfugiés dans les temples y avaient trouvé la mort. D'autres s'enfermaient dans leurs demeures, refusant d'y recevoir leurs amis et restant sourds au bruit qu'ils faisaient à leurs portes, paraissaient ne rien entendre dans la crainte d'être victimes de ruses diaboliques. D'autres croyaient entendre des voix qui les appelaient, leur annonçant leur fin prochaine. La plupart, sans visions, ni pendant la veille, ni pendant le sommeil, étaient aussi frappés. Ils étaient tout à coup saisis par la fièvre, soit à leur réveil, soit pendant la promenade, soit pendant le repos. Tout en conservant sa couleur habituelle, le corps était brûlant, sans inflammation, depuis le matin jusqu'au soir; la fièvre était si légère que ni les malades, ni les médecins eux-mêmes, par l'exploration du pouls, ne pouvaient prévoir ce danger... Quelques uns le même jour, d'autres le lendemain, d'autres un peu plus tard, voyaient apparaître un bubon (βουϐὼν ἐπῆρτο), non seulement dans l'aine, mais encore dans l'aisselle, quelquefois derrière les oreilles et enfin à une partie quelconque des cuisses.

« On observait ces phénomènes chez presque tous ceux qui contractaient la maladie. Je ne puis dire si cette variété de symptômes dépendait d'un état particulier ou bien de la volonté de l'arbitre des maladies. Les uns avaient un coma profond, les autres une folie aiguë. Ceux qui étaient plongés dans un sommeil continu paraissaient oublier toutes leurs habitudes. Ceux qui leur donnaient des soins parvenaient quelquefois à leur faire prendre de la nourriture ; mais bientôt les malades se laissaient mourir de faim. Ceux qui étaient frappés de délire demeuraient sans sommeil avec de nombreuses hallucinations (ἀγρυπνία τε καὶ φαντασία πολλῇ εἴχοντο) et, se croyant appelés à une mort prochaine, prenaient la fuite en poussant des cris horribles. Ceux qui leur donnaient des soins étaient accablés de fatigues incessantes et enduraient toutes sortes de tourments. Aussi les plaignait-on autant que les malades eux-mêmes, non parce qu'ils étaient exposés à contracter la maladie, mais à cause des fatigues qu'ils enduraient. Chose curieuse ! aucun médecin, aucun individu étranger à la médecine n'a contracté la maladie au contact des malades, car beaucoup de ceux qui les soignaient ou qui ensevelissaient les morts demeurèrent sains et saufs, tandis que d'autres qui ne s'étaient nullement exposés au fléau en étaient promptement frappés...

« S'il y avait de l'eau dans le voisinage, les malades cherchaient à s'y plonger, non par le désir d'étancher leur soif, mais poussés par la maladie. Il en est qui se précipitèrent dans la mer. Mêmes remarques quant à la nourriture que les malades n'acceptaient pas volontiers. Beaucoup, manquant de soins, mouraient de faim et d'épuisement. Des malades n'ayant ni coma, ni délire, voyaient leurs bubons se sphacéler et succombaient dans les plus cruelles tortures. Ceux qui n'avaient pas conservé leur raison semblaient indifférents à ces complications.

« Quelques médecins, ne connaissant pas cette maladie, et pensant qu'elle avait surtout son siège dans les bubons, voulurent ouvrir des cadavres. Ils disséquèrent ces bubons charbonneux de mauvais caractère. Les uns moururent subitement, les autres quelques jours après : quelques uns avaient sur tout le corps des pustules noires de la dimension d'une lentille. Il en est qui ne survivaient pas seulement un jour, mais qui succombaient en une heure. Beaucoup mouraient subitement en vomissant une grande quantité de sang.

« Cependant, je puis affirmer ceci, c'est que les médecins les plus illustres ont prédit la mort de malades qui, peu après, entrèrent en convalescence, et, par contre, la guérison d'individus qui succombèrent. Aussi faut-il reconnaître que les causes de cette maladie dépassent la portée de l'intelligence humaine; il en était de même des suites; à ceux-ci le bain était utile; à ceux-là il était mortel. Parmi ceux qui étaient abandonnés et qui manquaient de soins, beaucoup succombaient, beaucoup d'autres survivaient, contrairement à toute prévision. Quant au traitement, il avait une issue différente chez les uns et chez les autres. En un mot, on ne connaissait aucun remède salutaire qu'on pût employer avec certitude, comme préventif ou comme curatif; car on tombait malade sans cause connue, et on guérissait comme par hasard.

« Les femmes grosses qui étaient atteintes de la peste étaient menacées d'une mort certaine. Les unes mouraient après avoir avorté, les autres mouraient après l'accouchement, ainsi que le nouveau-né. Trois cependant survécurent; mais les enfants étaient morts. Une autre, au contraire, mourut en accouchant, et l'enfant survécut.

« Ceux qui avaient un bubon qui arrivait à l'état purulent survivaient, parce qu'il était évident que la force du charbon s'épuisait en s'abcédant. Ce fut là, en général, un signe de bon augure. Mais l'issue était mauvaise pour ceux chez qui le bubon conservait sa dureté. Il arriva que quelques uns éprouvaient comme un feu dans la cuisse, ce qu'on observait quand le bubon ne contenait que du pus. Il y eut des malades qui guérirent en conservant un peu de contraction de la langue, de sorte qu'ils restèrent bègues ou embarrassés pendant le cours de leur existence.

« La peste régna pendant quatre mois à Byzance; mais elle fut surtout intense pendant trois mois. Au commencement, la mortalité fut peu augmentée; mais, le fléau s'aggravant, le nombre des morts s'éleva chaque jour à 5,000 environ, puis à 10,000 et plus. Au début, chacun put inhumer les siens; puis on inhuma dans les fosses étrangères, soit par fraude, soit par violence; puis ce fut un désordre général. On vit des serviteurs abandonnés de leurs maîtres, des maîtres très riches abandonnés de leurs serviteurs, soit par maladie, soit par égoïsme. C'était une désolation générale. A ce point que beaucoup restèrent sans sépulture. L'empereur s'en émut et chargea Théodoros du soin de faire

inhumer les morts, en mettant à sa disposition des soldats
et de l'argent... Dès lors, les gens aisés purent faire enterrer
leurs parents ; avec les subsides fournis par l'empereur,
Théodoros put faire inhumer les pauvres. C'est par là qu'on
eût dû commencer. Bientôt tous les tombeaux furent rem-
plis... On imagina ensuite de jeter les cadavres dans les
tours qui flanquaient les murs..... Une odeur infecte fut
portée par les vents sur la ville, qui vit augmenter le
fléau.

« Les inhumations se faisaient sans les rites habituels :
on n'accompagnait plus les morts ; il n'y avait plus de chants
funèbres. On croyait avoir fait assez lorsqu'on avait porté
les cadavres près de la mer, où on les jetait, les abandonnant
aux flots...

« A Byzance, on ne rencontrait personne sur la place publique. Les gens valides restaient chez eux, soignaient leurs
malades ou pleuraient leurs morts. On ne rencontrait au
dehors que ceux qui portaient les cadavres. Plus d'affaires,
plus de travaux ; de là, une famine excessive... L'empereur
lui-même en fut atteint, et il eut un bubon (καὶ αὐτῷ γὰρ
ξυνέπεσε βουβῶνα ἐπῆρθαι) .. Il guérit. »

Nous nous sommes arrêté longuement sur cette peste,
qui dura jusqu'à la fin du siècle, parce que c'est l'une des
plus terribles que l'on ait observées et que la description de
Procope est d'une grande précision. Il donne sur les bubons
pestilentiels des détails qu'on ne rencontre dans aucun des
écrivains ou des médecins qui l'ont précédé, détails beaucoup plus complets que ceux qui sont indiqués d'une façon
si sommaire dans Hippocrate, et même dans Galien, qui a
été aussi quelque peu témoin d'une épidémie de peste. Car,
assurément, nous ne considérons pas comme une peste la
maladie décrite par Thucydide, maladie qui sévit à Athènes
429 ans avant Jésus-Christ, et qui ne fut, selon nous, qu'un
typhus exanthématique. Thucydide, si précis dans sa description, ne dit pas un mot des bubons qui sont le symptôme
caractéristique de la peste (1).

(1) Corlieu, *La Peste d'Athènes*, Revue scientifique, mars 1884.

Evagrios (Ἐυάγριος) raconte, dans son *Histoire ecclésiastique* (1), que la peste connue sous le nom de *peste de Justinien*, dura cinquante-deux ans ; qu'elle fut la plus horrible qu'on eût jamais vue ; qu'elle sévit lorsqu'il suivait les écoles (il avait 23 ans), et qu'elle donnait lieu à l'apparition de bubons dans l'aine. Les principaux symptômes étaient les suivants : les yeux étaient injectés, le visage bouffi, la gorge était prise ; il y avait de la diarrhée, des bubons dans l'aine, de la fièvre. La mort survenait le deuxième ou le troisième jour, avec ou sans troubles intellectuels. On observait des charbons (ἄνθρακες) sur tout le corps.

Agathias (Ἀγάθιας) raconte, à son tour (2), la peste qui se montra de nouveau, en 558, à Byzance, qui ne fut pas moins terrible, et dans laquelle on observa les mêmes symptômes, c'est-à-dire la fièvre avec des bubons (πυρετοὶ γὰρ ἐπὶ βουβῶσιν ἀνήπτοντο.....)

En résumé, cette description de la peste nous donne, pour la première fois, l'énumération complète des symptômes caractéristiques de la maladie ; c'est ce qui nous a engagé à traduire intégralement le chapitre du livre de Procope, bien que ce morceau dépasse les limites que nous nous sommes imposées dans l'*Histoire des médecins grecs*.

Nous ne citerons que pour mention, et sans suivre l'ordre chronologique, la peste qui sévit la septième année du règne de Dioclétien (291). Elle est indiquée, en quelques lignes seulement par Georgius Cedrenus, moine grec du xi⁰ siècle, qui a écrit une chronique de tous les faits qui se sont passés depuis la création du monde jusqu'en 1057 (3). Il

---

(1) Evagrios, avocat (σχολαστικός) d'Antioche, est né vers 536. Il a écrit une *Histoire ecclésiastique* en six livres, depuis 431 jusqu'en 593. (V. Liv. IV, chap. 29, Ed. Grœc. lat. — Parisiis. 1673, in-f⁰, p. 403.)

(2) Agathias était aussi un avocat, qui vécut sous le règne de Justinien (527-565), dont il a écrit l'histoire, depuis 532 jusqu'en 559. Il a été le continuateur de Procope.

(3) *Hist. Byz.*, Ed. Nierburh, T. II, p. 467.

signale, sous Dioclétien et Maximien, la famine, la sécheresse et la peste. Il mentionne la présence d'ulcères appelés
charbons brûlants, qui se montraient sur tout le corps (ἔλκος
δὲ ἦν φερωνύμως τοῦ πυρώδους ἄνθρακος λεγόμενον, καθ' ὅλον μὲν, ἕρπον τὸ
σῶμα).

Plusieurs siècles plus tard, Nicéphore GRÉGORAS, historien grec, qui mourut vers 1360, a mentionné, dans son
Histoire de Constantinople, la peste qui sévit en 1347,
(Livre XIII, pages 797 et 798). Il dit qu'à cette époque,
une maladie pestilentielle grave, venant de la Scythie
et des bouches du Tanaïs (Don), sévit pendant un an
sur tout le pays et s'étendit jusqu'aux colonnes d'Hercule. L'année suivante, elle envahit les îles de la mer Égée.
La maladie enlevait riches et pauvres, hommes et femmes,
jeunes et vieux, sans distinction. Des maisons étaient vides
en un ou deux jours. Les animaux domestiques en furent
atteints. On constatait la présence de tumeurs ou bubons à
la racine des bras et des jambes, avec ulcération sanguinolente (ὀγκώδης τε ἔκφυσις τις περὶ τὰς ἀρχὰς τῶν μηρῶν καὶ τῶν βραχιόνων
καὶ ἅμα αἱματώδης φθόη.). Andronicos, fils de l'empereur, en
mourut (1).

Jean CANTACUZÈNE (Καντακουζίνος) usurpa le trône de Constantinople à la mort d'Andronic III, en 1341, abdiqua six
ans après et se fit moine au mont Athos. Il a consacré sa
retraite à écrire l'*Histoire* de l'empire d'Orient, de 1320 à
1390. Il donne (Liv. IV, chap. 8) une description assez détaillée de la peste de 1347, dont il a été témoin oculaire.
Après avoir dit l'origine du fléau, l'impuissance des médecins à le combattre, il signale les principaux symptômes,
qui consistaient en une fièvre très forte, avec céphalalgie,
stupeur, somnolence profonde, embarras consécutif de la
langue. Chez les uns, la maladie semblait se localiser dans
les poumons; chez les autres, vers la région cardiaque, avec
douleurs vives, crachats sanguinolents, haleine fétide, sé-

---

(1) Même collection, p. 797.

cheresse de la langue et de la gorge, altération plus ou moins prononcée, mais contre laquelle les boissons étaient sans effet; insomnie; apparition de phlegmons dans l'aisselle, sous les mâchoires ou dans d'autres régions, suivis d'abcès ou d'ulcères, et présence de papules noires (ἀποστάσεις ἐγίνοντο ..... καὶ μέλαιναι φλυκτίδες ἀνεφύοντο). Quelques uns avaient des stigmates noirs par tout le corps : chez les uns, ils étaient plus rares et plus apparents ; chez les autres, plus serrés et moins visibles. Tous succombaient.

..... Il survenait de grands abcès aux cuisses et aux bras : leur incision donnait issue à une sanie abondante et fétide, et la maladie se terminait heureusement par l'évacuation de cette matière nuisible. Beaucoup guérissaient, contrairement à toute prévision. Il n'y avait pas de remède certain : ce qui avait réussi à l'un était mauvais pour l'autre..... (1)

Si nous avons fait de longs emprunts aux historiens byzantins, c'est qu'ils jettent, selon nous, une vive lumière sur la peste, dont quelques uns ont été les témoins, et que tous sont d'accord pour l'énumération des symptômes et pour la présence des bubons caractéristiques.

ALEXANDRE, de Tralles.

Alexandre est né à Tralles, aujourd'hui Sultan Hissar, ville de Lydie, au sud du Méandre, dans le VIᵉ siècle. C'était l'une des villes de l'Asie mineure où l'on parlait le grec le plus pur, à cause du voisinage des îles de la mer Égée, qui faisaient un grand commerce avec la Grèce et l'Asie. Son père était médecin et s'appelait Stéphanos, comme il nous l'apprend lui-même. Il eut pour maîtres son père et le père de Cosmas, à qui plus tard il dédia ses livres, sans doute par reconnaissance. Il voyagea en Gaule (2), en Espagne, en Italie et y acquit une grande réputation. C'est en Gaule

(1) Même collection, T. III, p. 49.
(2) Edit. Puschmann, *Wien*, 1878-1879, liv. I, ch. 15, p. 565.

qu'il apprit à traiter l'épilepsie par l'usage des testicules de coq, en Espagne, par l'emploi du crâne d'âne broyé et brûlé. Il séjourna quelque temps à Rome, comme il nous le fait savoir, à propos d'un homme qu'il a connu et qui se guérit d'un œdème de la glotte, par des fomentations salées. Dans les livres VII, VIII, IX, il loue les vins d'Italie. En Étrurie, il apprit d'un paysan que l'odeur de la rue est avantageuse aux épileptiques. Néanmoins, c'est en Égypte et en Phénicie surtout, qu'il paraît avoir habité le plus longtemps. La réputation qu'il s'acquit fut telle qu'on le désigna souvent sous la qualification de ἰατρός, le médecin *par excellence*.

Après ses longs voyages, et arrivé, comme il le dit lui-même, à un âge avancé, il rédigea, à la demande de Cosmas, le fils de son ancien maître, le résultat de son expérience sur le traitement des différentes maladies. Son ouvrage a été divisé en douze livres et Alexandre suit l'ordre topographique.

La pathologie d'Alexandre commence par le traité des fièvres, qui sert, pour ainsi dire, de prolégomènes à l'édition de Puschmann et qui constitue le livre XII de l'édition de Guinter (Gontier) d'Andernach. Il les distingue en fièvres éphémères, fièvres de fatigue ou courbature, fièvres par crudité des humeurs, fièvres septiques (ἐπὶ σήψει), fièvres ardentes, hectiques, quotidiennes, tierces, quartes, etc. Il considérait ces dernières comme produites ou par la bile jaune, ou par la mélancolie, ou par le sang, d'où la différence du traitement, qui consistait en purgatifs, en vomitifs, en préparations salées, en sudorifiques, etc.

Dans le livre I, Alexandre parle de l'alopécie et de son traitement, de la chute des cheveux, des pommades et des teintures, du pityriasis, des gourmes, des achores, du favus (κηρίον). Il s'occupe ensuite de la céphalalgie et de ses causes, telles que l'insolation, l'intempérie des humeurs, les troubles de l'estomac, la fièvre, la boisson, les coups, etc. Il admettait une migraine essentielle et une migraine sympathique. Il considérait la phrénitis comme le résultat de l'altération de la bile jaune, bien différente du délire, donnant lieu à la perte de la raison, du sommeil, aux mouvements désordonnés et nécessitant un traitement actif et hygiénique qu'Alexandre expose avec beaucoup de détails. La léthargie était engendrée par un excès de pituite et était considérée comme étant de la même famille que la phrénitis. L'épilepsie ou maladie sacrée, ou maladie d'Hercule, était parfaitement connue et très longuement décrite par Alexandre, qui expose, outre le régime alimentaire et hygiénique, une longue série de médicaments, parmi lesquels on est surpris de trouver les testicules de coq, le sang humain, la poudre de crâne d'âne, les pierres précieuses, les errhins. Dans l'épilepsie qui ne provient ni de la tête, ni de l'estomac, Alexandre pensant que la maladie avait sa source dans les membres inférieurs, d'où partent les premières manifestations, ou αὖραι, appliqua à cette région des médicaments ulcérants et cela avec succès (ch. 15). C'est, croyons-nous, la première indication de cette sorte de révulsif dans l'épilepsie.

Il nous semble avoir porté plus loin que ses devanciers l'étude de la mélancolie, qu'il considère comme produite non par une seule humeur, mais par plusieurs qui se mélangent, d'où la variété des symptômes, la tristesse, la gaieté, la colère, la morosité, le désir ou la crainte de la mort, les rémissions lucides. Il admettait au nombre des causes la crase du sang, son mélange avec un excès de bile, avec des humeurs plus épaisses et mélancoliques, etc. La cause avait une influence caractéristique sur les symptômes. Il rapporte avoir observé une femme qui tenait le doigt médius toujours tendu, croyant qu'elle soutenait ainsi le monde ; une autre croyait avoir avalé des serpents ; un homme croyait ne plus avoir de tête, etc. (T. i, p. 605.) Le traitement était tout naturellement subordonné à la cause, c'est-à-dire qu'il consistait surtout en émissions sanguines, en purgatifs, veratrum album, bol d'Arménie, régime, bains, etc.

Le livre II est tout entier consacré aux maladies des yeux. Alexandre ne parle que de l'inflammation ou congestion. des douleurs, de la nyctalopie, de la suffusion de l'anchilops, etc. Il donne un nombre considérable de formules de collyres ; mais il n'indique aucune opération chirurgicale. Dans les collyres qu'il conseillait entraient souvent le blanc d'œuf, les plantes astringentes, narcotiques, les sels de cuivre, etc.

Le livre III traite des maladies des oreilles, des parotides, du nez et des dents : c'est Galien qu'il a mis à contribution pour le dernier chapitre.

Dans le livre IV, Alexandre traite des angines dont il admet quatre espèces, selon leur siège, les synanches, les parasynanches, les cynanches et les paracynanches. On se rappelle que Galien employait les mots *synache* pour désigner l'inflammation externe, et *cynanche* pour l'inflammation interne. (*Voir* p. 34.)

Les livres V, VI et une partie du livre VII sont consacrés aux maladies de la poitrine, à la toux, à la péripneumonie, aux phymies, à la pleurésie, à l'hémoptysie, aux expectorations purulentes. C'est dans le chapitre 4 du livre v, qu'Alexandre rapporte l'observation d'un malade qui rendit des calculs dans ses crachats, phénomène déjà signalé par Galien. Il indique beaucoup de remèdes béchiques, le diacode et le régime à suivre.

Alexandre, de Tralles, donne la définition exacte de la pleurésie, qui ne consiste pas seulement en une douleur de côté, mais dans l'inflammation de la plèvre, avec fièvre, etc. Il la distingue de la simple douleur de côté et de l'hépatite. Dans le traitement, il attache une grande importance aux scarifications locales, aux boissons abondantes, surtout à la tisane d'orge.

Dans le chapitre sur l'hémoptysie, Alexandre donne le diagnostic différentiel des crachements de sang, selon que le sang vient des poumons ou de la gorge. Il donne un traitement détaillé variant selon la source de l'hémorrhagie ; il indique les cas où l'on doit employer la thériaque, les eaux chaudes naturelles, le lait. Il dit avoir employé avec succès la saignée du pied, mais peu abondante (p. 191). Il entre dans beaucoup de détails sur le régime reconstituant, sur la nourriture, le gibier, les perdrix, les testicules de coq, auxquels il avait grande confiance, certains poissons, les jaunes

d'œufs ; comme boissons, il conseillait la grande consoude,
le pourpier, la seconde écorce de chêne, etc.

La fin du livre VII est consacrée à l'expectoration purulente, aux maladies de l'estomac et des intestins. Alexandre
conseillait dans certains cas de dyspepsie flatulente, les préparations topiques de cuivre et d'alun (στυπτηρίαν ὑγρὰν μετὰ
χαλκάνθου) (T. II, p. 267). Alexandre indique une faim canine
produite par le trop grand froid, par la chaleur, par la bile.
Dans le chapitre 4, sur la boulimie, il rapporte l'observation
d'une femme qu'il guérit en lui prescrivant la poudre d'hiéra-
picra. Cette poudre provoqua l'expulsion d'un ver de plus
de douze coudées, environ cinq mètres et demi. (Édit. Puschmann, T. II, p. 253.)

Le livre VIII tout entier est consacré au choléra ou flux
de bile, et à la colique, qu'Alexandre distingue des douleurs
néphrétiques. Ce livre est peut-être le plus complet de tout
l'ouvrage, et le traitement est étiologique, pharmaceutique et
hygiénique. Il indique dans le traitement des coliques par
obstruction intestinale l'usage du plomb (T. II, p. 363) et du
cuivre en solution, sans que ces métaux aient donné lieu à
des accidents. Dans l'éd. Puschmann, la colique constitue
le ch. 2 du livre VIII. Dans l'édition de Guinter (Gontier)
d'Andernach, c'est le livre X.

Le livre IX traite des maladies du foie, de la rate, de la dysenterie et de quelques autres maladies des intestins. Alexandre donne le diagnostic des phlegmasies, selon qu'elles
occupent telle ou telle partie du foie : il rapporte un grand
nombre de formules de médicaments tant internes qu'externes contre le squirrhe, les obstructions, etc. Dans le cancer du foie, il conseillait les boissons ferrugineuses. Il admettait différentes espèces de dysenteries, — des hépatiques,
des rhumatismales, des ulcéreuses. Sa thérapeutique était
variée et comprenait un régime sévère et minutieux, dans
lequel le lait jouait un rôle important. Dans la dysenterie
ulcéreuse, Alexandre expose le diagnostic selon que les ulcérations siègent dans les parties supérieures ou inférieures des
intestins. Il paraît être un des premiers qui aient fait usage
de la rhubarbe contre la dysenterie. Contre les ulcérations

intestinales, il prescrivait des pastilles dans lesquelles entraient l'arsenic, la sandaraque et la chaux (ch. 3, p. 427). Il conseillait aussi une boisson composée de lait, dans lequel on projetait des globules de fer incandescent. Il reconnaissait des inflammations de la rate produites par le sang, par la bile, par la mélancolie et par la pituite. C'est la théorie humorale dans toute sa pureté.

Dans le livre X, Alexandre traite de l'ascite consécutive aux maladies du foie, des maladies de la rate, des reins, de la vessie, du diabète, des pertes séminales et du priapisme. Il reconnaissait une ascite produite par l'induration du foie et de la rate. Il était grand partisan des évacuants, conseillait l'hiéra picra, le suc de sureau, les pastilles d'amandes amères, dans la confection desquelles entraient l'absinthe, la gomme, l'anis, la graine de persil, etc. Contre l'anasarque, il prescrivait également les évacuants, les légumes, les racines de persil, la décoction de poireaux, les asperges et les sels de cuivre.

Alexandre (livre XI) considérait la présence des calculs dans les reins comme le résultat d'humeurs visqueuses et épaisses : il en donne le diagnostic et conseille surtout les grands bains, les infusions de camomille, de chardon, de persil, d'anis, de racines de quintefeuille, de fœnu grec, etc. Il recommandait de boire beaucoup d'eau tiède avant les repas, d'éviter les mets échauffants, les œufs durs, le repos prolongé sur des lits de plumes, l'usage du poisson, des huîtres, etc.

Alexandre connaissait la néphrite et ses complications, la strangurie, la présence de calculs, de pityriase dans les urines, et le traitement qu'il indique révèle en lui un praticien sérieux, sachant prescrire avec le plus grand soin les médicaments curatifs, prophylactiques, ainsi que le régime approprié.

Alexandre, dans le court chapitre qu'il consacre au diabète, définit cette maladie : un flux immodéré d'urine, avec soif excessive. Il l'attribuait à un excès de sécheresse et d'âcreté du foie. On ne connaissait pas encore le diabète sucré, dont la découverte est due à Willis, en 1674. Alexandre conseillait de boire et de manger en abondance pour prévenir la consomption.

Dans le livre XII, il traite de la podagre, dont les causes sont nombreuses et variées et dont le traitement, subordonné aux causes, repose sur les évacuants et surtout sur le régime. Comme préservatif des tophus, il conseillait une boisson dans laquelle entraient la centaurée, la gentiane, la camomille, le persil, etc.

On possède encore d'Alexandre de Tralles une *Lettre sur les Helminthes*, lettre de quelques pages, reproduite par Ideler, dans *Physici et medici græci minores* (T. i, p. 305-311). Elle est adressée par Alexandre à un de ses amis, Théophile, qui lui avait demandé des conseils pour son fils. Il distingue trois espèces de vers, les ascarides, les strongles et une espèce de vers plats qui peuvent acquérir jusqu'à seize pieds. Ils sont engendrés par l'usage d'eaux mauvaises ou par des humeurs corrompues. Alexandre expose les symptômes occasionnés par les vers, leur traitement selon qu'il y a fièvre ou apyrexie, selon que les vers sont plats ou ronds. Il indique contre les vers plats ou tænias, le cresson, les noix, les feuilles de myrte, les fleurs de grenadier (ῥοιᾶς ἄνθη), la racine de mûrier, l'héliotrope amer, l'hysope, etc.

Ce qui caractérise surtout Alexandre de Tralles, c'est le soin qu'il a apporté dans le diagnostic des maladies. Sa thérapeutique est riche et sagement ordonnée; néanmoins, on peut lui reprocher de pousser trop loin l'amour de la polypharmacie, d'ajouter foi à des amulettes, à des sortilèges vraiment indignes de lui. Il cite assez souvent ses devanciers et n'accepte pas toujours leurs opinions; on le voit quelquefois en contradiction avec Galien lui-même. Alexandre peut, malgré ses défauts, être considéré comme l'un des meilleurs médecins du moyen âge.

Alexandre ne s'occupe ni de chirurgie, ni des maladies des femmes, ni des accouchements. Il ne traite que de la médecine proprement dite, mais avec une netteté que nous n'avons pas encore rencontrée chez ses devanciers.

Il existe plusieurs éditions grecques-latines d'Alexandre de Tralles. Celle de Guinter d'Andernach est la plus connue ; mais l'édition la plus récente et la plus correcte est l'édition grecque allemande de Puschmann, professeur à l'Université de Vienne, que nous avons citée plus haut.

Nous nous sommes arrêté plus longuement sur Alexandre de Tralles que sur Oribase, parce qu'Alexandre n'a pas encore été traduit en français.

THÉOPHILE Protospatharios. — PHILOTHÉOS.

Théophile vivait au commencement du VIIe siècle, sous Héraclius. Il nous importe peu de savoir s'il était moine (μοναχός), ou chef des porte-lances (πρωτοσπαθάριος), qualification qui est restée accolée à son nom. Il était chrétien, et dans ses ouvrages, il invoque assez souvent le Christ, vrai Dieu. On n'a sur lui aucun renseignement précis.

Son principal ouvrage a pour titre : Περὶ τῆς τοῦ ἀνθρώπου κατασκευῆς, 6ι6λία E', *Sur l'organisation de l'homme*, en cinq livres. C'est un abrégé du livre de Galien, *Sur l'utilité des parties ;* mais Théophile reporte tout à Dieu, créateur de l'Univers. Le texte grec, avec la traduction latine de Junius Paulus Crassus, en regard, a été reproduit par Fabricius, *Bibl. græca*, t. XII, p. 785-911 (B. F. M. P. 7223).

Dans le premier livre, Théophile traite des mains, des pieds, des doigts, des ongles, des articulations, etc.

Dans le livre II, il traite de l'estomac, de sa puissance, des intestins, du péritoine, du foie, des reins, de la situation et des fonctions des organes nutritifs, de leurs usages, des quatre facultés de l'estomac (attractive, contentive, altérante et expultrice).

Le livre III traite de la poitrine, des poumons, du cœur, des cartilages du gosier, de l'épiglotte, des nerfs récurrents et de leurs propriétés. Il reconnaissait que le cœur est constitué par des fibres longitudinales, transversales et obliques, ayant chacune leurs propriétés spéciales.

Dans le livre IV, Théophile s'occupe de la tête, du cerveau et de la nature des nerfs visuels, des humeurs et de la forme de l'œil, des paupières formées par deux muscles, des sourcils, des nerfs de l'encéphale, de la langue, des dents, de la peau, du cou. C'est dans le cerveau qu'il plaçait la cause de la voix.

Il reconnaît que les trois principes qui gouvernent le corps humain sont le cerveau, le cœur et le foie; le cerveau, par les nerfs; le cœur, par les artères; le foie, par les veines qui portent le sang.

C'est lui, le premier, qui a écrit que la première paire des nerfs, sortant des ventricules du cerveau, va s'épanouir sur la membrane pituitaire et est l'organe immédiat de l'odorat (ch. 12, p. 864).

Dans le livre V, il traite de la moelle épinière, des nerfs qui en naissent, des vertèbres spinales, des os, des articulations. Il signale l'existence d'un ligament commun, qui unit toutes les vertèbres (ib., p. 886). Il y parle de la vulve, des deux sinus (ovaires) où sont formés les fœtus, du fœtus, du membre viril, de l'érection, de sa cause, de l'inaptitude des hypospadiaques à la procréation. Il considérait les testicules comme formés d'une matière glanduleuse, fongueuse, légère et contenant beaucoup de vaisseaux capillaires (ἀγγεῖα πολλὰ τριχοειδῆ καὶ ἀραχνοειδῆ κατεσπάρμενα κατ' αὐτὸν ἀδένα ἔχοντες) (ch. 28).

Il y a beaucoup d'ordre et de méthode dans ce petit traité d'anatomie et de physiologie.

On lui attribue aussi des commentaires sur les aphorismes d'Hippocrate, qui sont publiées par Dietz (*Scholia in Hippocratem et Galenum*, 1835, t. II, p. 245. B. F. M. P, 33,148), d'après des manuscrits de Vienne, de Madrid. Il met tous ses écrits sous l'invocation de Dieu, Ἀρχὴ σὺν Θεῷ ἁγίῳ. Il s'arrête à l'aphorisme 42 de la 4ᵉ section, Ἰδρὼς πουλὺς...

Nous ne saurions affirmer si c'est à Théophile Protospatharios ou à un autre Théophile qu'il faut attribuer le petit traité *Sur les urines*, publié dans Ideler (*Physici et medici græci minores*, t. I, p. 281-283). Dans cet ouvrage, Théophile étudie les urines, sous le rapport de leur formation ; il considère l'urine normale, sa consistance, sa couleur, ses dépôts, l'énéorème, les nuages qui la recouvrent, et il en détermine la signification.

Il existe aussi un petit traité de Théophile *Sur les excréments*, Περὶ διαχωρημάτων, également reproduit dans Ideler, t. I, p. 397-408.

On lui attribue encore un livre *Sur le pouls*, Περὶ σφυγμῶν, qui est un résumé de Galien, et dont la bibliothèque Nationale possède plusieurs manuscrits (2219, 2220, 2228, 2229, 2257), ainsi qu'un petit traité *Sur la différence des fièvres* Bib. Nat., Ms. 2219).

PHILOTHÉOS-PHILARETOS

Quelques historiens croient que c'est le même personnage que Théophilus, dont les deux mots racines (φίλος, θεός) auraient été intervertis. Nous renvoyons donc à Théophile Protospatharios.

STÉPHANUS, D'ATHÈNES.

Stéphanus, appelé quelquefois aussi Étienne, d'Athènes, prenait plutôt la qualification de philosophe que celle de médecin. Il était élève de Théophile et comme il vécut à Alexandrie, il est souvent désigné sous le nom d'Étienne d'Alexandrie. Il vivait au VIIe siècle. On possède de lui des Commentaires aux aphorismes d'Hippocrate, qu'on trouve reproduits dans Dietz (*Scholia in Hippocratem et Galenum*, Regimonti Prussorum, 1834, 2 vol. in-8, 33,148), t. II, p. 238, intercalés avec ceux de Théophile Protospatharios, de Damascius.

On a encore de lui des Commentaires sur le premier livre

de la thérapeutique de Galien, sous ce titre : Ἐξήγησις εἰς τὴν τοῦ πρὸς Γλαύκωνα Γαληνοῦ θεραπευτικήν, trad. du grec en latin, par Augustin Gadaldinus, de Modènes, in-8, 153 pp. Lugduni, 1555 (B. F. M. P. 34,198). Une autre édition, in-4, a paru à Bâle en 1581 (B. F. M. P. 5,871).

3° Des commentaires sur les pronostics d'Hippocrate (René Moreau, Σχολία εἰς τὸ προγνωστικὸν Ἱπποκράτους).

4° Un livre *Sur l'action des médicaments*, classés par ordre alphabétique. Ce livre repose en partie sur Dioscoride, *Tiguri*, 1581, in-8°.

PAUL, D'ÉGINE.

Paul est né à Égine, petite île située dans le golfe d'Athènes, selon toute probabilité dans le VIIe siècle. Éloy, Portal, Dezeimeris et R. Briau pensent qu'il étudia la médecine à Alexandrie, peu avant l'anéantissement de cette ville par les Arabes, en 640. Il voyagea beaucoup et fut ce qu'on appelait un périodeute. Il acquit une certaine renommée comme accoucheur dans l'Asie mineure. Fabricius s'appuie sur Gaspard Barthius pour dire que Paul était chrétien, ce qui n'a rien d'étonnant à cette époque ; mais rien ne le prouve. D'après l'historien arabe Grégoire Aboulfaradj, qui fut à la fois évêque et médecin, Paul aurait écrit : — 1° un Traité de médecine ; — 2° un livre sur les maladies des femmes ; —3° une chirurgie. Le Traité sur les maladies des enfants, qu'on lui attribue, n'est pas authentique.

Le traité de médecine n'est qu'un résumé, un mémorial (ὑπόμνημα) rédigé d'après Galien et Oribase. Paul, dans sa préface, expose les motifs qui l'ont engagé à écrire ce mémorial. Nous emprunterons la traduction à M. René Briau :

« Je n'ai pas composé cet ouvrage par la raison que les anciens avaient omis quelque chose de ce qui est relatif à l'art, mais pour avoir un résumé de la doctrine ; car tout a été au contraire parfaitement et complétement élaboré par eux. Toutefois les modernes, outre qu'ils ne cherchent pas du tout à se familiariser avec les Anciens, les accusent encore de loquacité : c'est pourquoi j'ai fait le présent ouvrage pour servir à ceux naturellement qui voudront l'avoir comme mémorial, et pour m'exercer moi-même.

..... Toutefois il est très difficile, et même tout à fait impossible de retenir dans sa mémoire toutes les méthodes iatriques, ou toute leur substance détaillée, et c'est pour cela que j'ai composé, d'après les anciens, ce recueil abrégé. En effet je n'y ai point mis mes propres conceptions, excepté un nombre de choses que j'ai vues et expérimentées dans la pratique de l'art ; mais familiarisé avec la plupart des auteurs célèbres, notamment avec Oribase, qui a lui-même recueilli dans les autres le livre entier dans lequel il nous donne en détail le tableau des moyens de conserver la santé, car il vivait après Galien et même à une époque bien plus moderne, j'ai choisi dans ces auteurs ce qu'il y avait de meilleur, n'omettant, autant que possible, aucune maladie.

« Effectivement l'hebdomécontabiblios d'Oribase renferme, à la vérité, toute la matière de l'art, mais tous ne peuvent pas se procurer cet ouvrage à cause de sa grande étendue ; et quant à l'abrégé de ce livre qu'il a écrit pour son fils Eustathe, outre qu'il omet beaucoup de maladies, l'examen des autres y reste incomplet, soit pour l'étiologie, soit pour le diagnostic ; quelquefois même on n'y trouve pas ce qui est nécessaire pour la thérapeutique, comme aussi d'autres choses qui devraient être mentionnées.

« Or le présent écrit contient le diagnostic, les causes et la curation de toutes les maladies similaires instrumentales (ὀργανικῶν), ou appartenant à des solutions de continuité, et cela non pas seulement sommairement, mais avec l'étendue possible. Avant cela nous avons exposé le régime entier à l'aide duquel on conserve la santé, et, en dernier lieu, nous avons discouru sur les médicaments simples et composés (1). »

____

(1) Chirurgie de Paul, d'Egine, trad. René Briau. Paris, 1855, p. 33.

Le Mémorial de Paul d'Égine est divisé en sept livres et a pour titre Ἐπιτομῆς (ἰατρικῆς) βιβλία ἑπτα.

Le livre I est relatif à tout ce qui concerne l'hygiène selon l'âge, la saison, le tempérament, l'aliment, les veilles, le sommeil, les fonctions génitales. Il traite également de la fatigue, de l'ivresse, de l'insolation, des emménagogues, des sudorifiques, des eaux, des bains, etc.

Le livre II s'occupe des fièvres, de leurs variétés, de leur origine, de leur traitement, des symptômes qui les caractérisent.

Le livre III contient la description des maladies en suivant l'ordre topographique. Paul y parle de la dystocie (ch. 76). On voit dans le ch. 65, sur les abcès de l'utérus, que Paul d'Egine connaissait le spéculum.

Le livre IV traite plus spécialement des maladies externes, des maladies de peau, des abcès, de la gangrène, du cancer, des contusions, des ulcères, des fistules, des hémorrhagies, des ascarides, etc. Il appelle l'attention sur les ulcères qui ne se cicatrisent pas lorsque l'os est malade, ou lorsque la constitution est détériorée.

Le livre V est consacré aux agents médicamenteux, aux alexipharmaques.

Le livre VI contient la chirurgie.

Le livre VII traite de tous les médicaments simples et composés et de leurs propriétés.

Le livre VI, dont nous devons une excellente traduction française à M. René Briau, nous fournit un résumé très clair de la chirurgie au VIIe siècle : il nous initie à tous les progrès réalisés en médecine opératoire depuis les temps éloignés jusqu'au temps de Paul, d'Egine. L'ancienne Faculté de médecine, par un décret en date du 11 juillet 1607, avait prescrit ce livre de Paul d'Egine pour l'enseignement de la chirurgie.

La chirurgie de Paul, d'Egine, est divisée en deux parties : l'une qui traite des maladies de la chair; l'autre, des maladies des os, fractures et luxations : le tout forme 122 cha-

pitres dans l'édition Briau. Les 22 premiers chapitres traitent des maladies des yeux ; les chapitres 23 et 24 des
maladies des oreilles ; le chapitre 25, des polypes ; le chapitre 26, du colobome ; les chapitres 27 et 28 des maladies
des gencives et des dents. Les chapitres suivants traitent
des maladies de la gorge, des abcès, des strumes.

Dans le chapitre 37 sur l'anévrysme, Paul n'accepte pas
tout à fait l'opinion de Galien. Voici comment il distinguait
les anévrysmes les uns des autres : « Ceux qui proviennent
de la dilatation des artères paraissent plus allongés et sont
situés profondément : Sous le choc des doigts on entend un
certain bruit, tandis qu'aucun son n'est entendu dans ceux
qui viennent de blessure : ces derniers sont plus arrondis
et se rencontrent plus superficiellement.

« Nous nous abstenons d'opérer les anévrysmes situés
aux aines, au cou et ceux des autres parties qui seraient
très volumineux, à cause de la grosseur des vaisssaux ; mais
il faut opérer de cette manière ceux qui sont aux extrémités, dans les membres ou à la tête : si la tumeur a lieu par
dilatation, nous faisons une incision droite à la peau, suivant la longueur de l'anévrysme ; puis, tenant ouvertes avec
des crochets les lèvres de la plaie, nous disséquons et sépa-
rons les parties avec le scalpel, de manière à mettre à nu
l'artère ; ensuite nous lions avec les deux fils passés au
moyen d'une aiguille, et après avoir d'abord ouvert avec le
phlébotome la partie de l'artère située entre les deux fils et
avoir vidé tout ce qu'elle contient, nous employons le pansement suppuratif jusqu'à la chute des fils.

« Mais si l'anévrysme provient de blessure d'artère, il
faut à l'aide des doigts saisir entre la peau tout ce qu'on
peut prendre de l'anévrysme ; ensuite passer une aiguille
munie de deux fils au-dessous de ce qui reste ; puis couper
l'anse avec des ciseaux et lier ainsi la tumeur avec les deux
fils d'un côté et de l'autre. Si l'on craint que les fils ne
glissent, il faut passer une autre aiguille également munie
de deux fils dans le même endroit que la première, et après
avoir coupé l'anse, on lie ainsi la tumeur avec quatre fils ;
puis ouvrant cette tumeur par le milieu, on évacue le sap

et on coupe la peau superflue, laissant seulement la partie qui est liée. Enfin on applique une compresse imbibée de vin et d'huile et on emploie le traitement par la charpie enduite de remèdes. » (Trad. Briau, p. 181.)

Paul, d'Egine, traitait les abcès du foie par la cautérisation (cautère à bouton) ; il faisait une seule eschare et, une fois arrivé à la tunique, il évacuait le pus (p. 217).

Paul indique les hydropisies qui réclament l'opération. Il opérait les malades debout, incisait d'abord la paroi hypogastrique et le péritoine et introduisait un tube d'airain. L'opération terminée, il mettait de la charpie dans l'ouverture : le lendemain et les jours suivants, il évacuait un peu d'eau et il achevait la guérison à l'aide des hydragogues, de l'insolation, d'une nourriture sèche.

Les préceptes que donne Paul, d'Egine, pour l'opération de la pierre sont tellement précis que nous croyons devoir les citer textuellement : « Les choses étant ainsi et l'opération résolue, nous employons d'abord la succussion, soit qu'elle se fasse par des aides, soit que le malade saute lui-même d'un lieu élevé, afin que la pierre vienne descendre sur le col de la vessie. Ensuite nous plaçons le patient assis presque droit, en lui mettant la main presque sous les cuisses, pour que la vessie se retrouve resserrée en un petit espace. Si, en palpant en dehors, il nous paraît que la pierre, ébranlée par la secousse, est descendue vers le périnée, nous procédons immédiatement à l'opération ; mais si elle n'est pas descendue, nous introduisons dans l'anus, après l'avoir oint d'huile, le doigt indicateur de la main gauche si le malade est un enfant, et aussi celui du milieu si c'est un homme plus âgé, et les doigts étant renversés, nous fouillerons et amènerons la pierre en la faisant descendre peu à peu sur le col de la vessie, où nous la fixerons. Puis avec un ou plusieurs doigts, nous la pousserons ainsi fixée vers le dehors, et, prescrivant à un aide de comprimer la vessie avec les mains, nous ordonnons à un autre de relever en haut les testicules avec la main droite et de tendre avec la gauche le périnée des deux côtés, là où l'incision doit être faite.

« Nous-même alors, saisissant l'instrument appelé lithotome, nous ferons une incision oblique entre l'anus et les testicules, non pas sur le milieu du périnée, mais sur le côté, près de la fesse gauche, en nous servant de la pierre comme point d'appui et de telle sorte que l'incision ait en dehors une ouverture spacieuse, mais qu'en dedans elle ne soit pas plus grande qu'il ne faut pour que la pierre puisse y passer. En effet, quelquefois en pressant avec un ou plusieurs doigts sur l'anus, la pierre s'élance gracieusement et sans plus de retard au dehors, en même temps qu'on achève l'incision. Quand elle ne sort pas ainsi, nous l'extrayons au moyen du tire-pierre... » (Trad. Briau, p. 253.)

Paul, d'Egine, opérait l'hydrocèle par l'incision et laissait une tente dans la plaie, tandis que Antyllos faisait la suture. Il donne d'excellents préceptes sur l'opération de la hernie et sur ses variétés : il admet une distension du péritoine, sans rupture. Il parle de l'hypospadias, du paraphimosis, qui sont indiqués dans le livre VI de Celse.

Paul était très renommé comme accoucheur. Son chapitre sur l'extraction du fœtus et sur l'embryotomie est à consulter. Il donne de précieux détails sur l'application de l'embryulque, qui a donné l'idée du forceps. Toutefois il n'est pas à suivre dans les présentations du bras ou des jambes, cas dans lesquels il pratiquait l'amputation (p. 305).

Dans la coxalgie, Paul conseillait les cautérisations : il opérait la fistule anale par incision.

Son chapitre sur l'extraction des traits est assez long, eu égard à la fréquence de ces blessures.

Les chapitres suivants sont consacrés aux fractures et aux luxations.

C'est Paul, d'Egine, dit M. René Briau, « qui ferme l'ère de la médecine grecque classique, en la résumant tout entière d'une manière concise, il est vrai, mais aussi complète que possible. Après notre auteur, l'école grecque est finie et la science tombe dans les ténèbres du moyen âge pour ne plus projeter de lumières que bien des siècles après, lorsque refleuriront les lettres grecques dans l'occident de l'Europe. Quelle que soit la réputation qu'on ait voulu faire aux médecins arabes, ils ne peuvent à aucun titre être regardés comme les continuateurs de la médecine grecque classique. » (Tr. Briau, p. 37.)

Il existe plusieurs éditions grecques latines de Paul, d'Egine. Les plus anciennes sont celles de Guinter (Gontier), d'Andernach, in-f° 1532, 1534, 1538, 1542, etc. Tolet, de Lyon a donné en 1540 une traduction de la chirurgie de Paul d'Egine ; mais l'édition la plus complète et la plus correcte est celle de René Briau, Paris, 1855. (33154 *bis*, 34891.) Ce que nous possédons nous fait regretter que M. Briau n'ait traduit seulement que le livre VI, qui constitue la chirurgie.

L'empire d'Orient du VIIe au IXe siècle.

Les siècles qui vont suivre ne nous fourniront qu'un bien petit nombre de médecins dont les noms ou les écrits soient parvenus jusqu'à nous. Cette pénurie scientifique trouve son explication dans des considérations d'ordre politique, car la prospérité des lettres et des sciences est fatalement liée à celle des États eux-mêmes.

L'empire d'Orient jusqu'au milieu du VIe siècle était constitué par les deux préfectures d'Illyrie et d'Orient. La première comprenait l'Illyrie et la Grèce, ou Achaïe. La seconde la Thrace, l'Asie mineure, les îles de la mer Ionienne, la Palestine, et l'Egypte, avec Byzance pour capitale.

Cet empire immense, qui n'avait besoin que d'un chef, était tourmenté à l'Est et au Sud par les Perses, ses ennemis naturels ; à l'Est par les Turcomans, qui plus tard le renverseront ; à l'Ouest et au Midi par les Arabes, que Mahomet venait de réunir sous la loi de l'Islam. La prise d'Alexandrie par les Arabes, en 640, avait détruit l'école où étudiaient presque tous les médecins grecs et latins et dispersé les savants auxquels s'étaient substitués les Arabes qui prendront et détruiront leurs livres de médecine.

D'un autre côté, les disciples de Nestorius, mort en 439, après avoir été patriarche de Constantinople, puis banni comme hérésiarque, avaient fondé des écoles de médecine à Édesse, en Mésopotamie, à Damas, en Palestine ; mais ils furent chassés à leur tour par Léon l'Isaurien ou l'Iconoclaste et se réfugièrent en Perse, dans le pays des Karduques ou Kourdes (Kurdistan), où ils prospérèrent. Dans la seconde moitié du VIIIe siècle, Al Mansour (le Victorieux) avait fondé Bagdad, sur le Tigre, où il attira les savants. Sous son successeur Al Mamoun, il y eut, dit-on, un collège fameux et plus de huit cents étudiants dans cette ville, qui devint le séjour préféré des savants de l'Asie et de l'Europe. Il fit recopier et répandre les manuscrits des écrivains grecs.

Mais, à l'intérieur de l'empire, à Byzance même, la démoralisation était profonde. C'étaient des désordres inouis, des querelles religieuses, des discussions métaphysiques interminables, les vices de l'ancienne Grèce et de Rome, à laquelle Byzance prétendait succéder : à la Cour, c'étaient l'immoralité, la violence et l'assassinat.

Dans un pareil état de choses, on ne trouvait guère les éléments nécessaires au développement des idées scientifiques. Il n'y avait de tranquillité relative que dans les cloîtres. Les études médicales étaient négligées ou abandonnées par les Grecs. Le désordre était partout, dans l'armée, dans les finances, dans l'administration. Les soldats faisaient et défaisaient les empereurs, qui presque tous périssaient de mort violente. Depuis Héraclius (610-641), qui avait prouvé aux Perses et à leur chef Chosroès que les races grecques latines pouvaient encore lutter avantageusement contre les barbares, jusqu'à l'avènement de la dynastie macédonienne, en la personne de Basile (867), vingt-trois souverains se sont succédé sur le trône de Constantinople et n'ont guère laissé que de tristes et sanglants souvenirs. Les deux premiers empereurs de la dynastie macédonienne ramenèrent un peu de calme dans les esprits, d'ordre dans les affaires, de discipline dans les armées. Le premier réunit les lois en usage dans l'empire et en forma quarante livres, auxquels son successeur en ajouta vingt autres, compilation connue sous la dénomination de *Basiliques*. Mais à la mort de Léon VI, en 911, le désordre recommença et persista avec des alternatives très variées jusqu'en 1453, où Mahomet II, à la tête des Ottomans, s'empara de Constantinople, qui fut perdu définitivement pour la chrétienté.

Tel était l'état de cet empire immense, dont la vie s'épuisait lentement, et qui, malgré toutes les causes matérielles et morales de désorganisation, put, par un phénomène sans pareil dans l'histoire, se maintenir pendant onze cents ans avant de s'écrouler pour toujours. Les empereurs latins, imposés par les Croisades, ne purent pendant cinquante-sept ans de règne retenir l'empire qui s'effondrait lentement, et à qui rien ne manquait de ce qui tue les gouvernements.

Si nous jetons les yeux sur la carte de cet empire du moyen âge, nous verrons que la vie intellectuelle semble avoir abandonné l'Europe et s'être reportée dans l'Asie mineure ; car c'est dans ces contrées que nous trouvons les quelques médecins compilateurs dont les écrits nous sont parvenus. Pergame, Ephèse, Tralles, Aphrodisie, Amida, Edesse, Emèse, Damas en Asie, et Alexandrie en Egypte nous ont fourni presque tous les médecins connus. La Grèce proprement dite n'a guère produit que Paul, d'Egine, et Stéphanos ou Etienne, d'Athènes. Et encore parmi ces médecins en est-il quelques-uns qui ne nous sont connus que par les citations des historiens ou d'autres médecins dont nous possédons les œuvres. C'est ainsi que Procope (1) dans la Guerre persique, nous parle d'un médecin nommé Stéphanos, originaire d'Edesse, médecin remarquable parmi ses contemporains, qui avait été précepteur de Chosroès et qui lu fut député lorsque ce prince assiégeait Édesse. Nous ne possédons rien du médecin Stéphanos. Parmi ceux dont nou-aurons à nous occuper, il en est quelques-uns dont nous ne pouvons dire, même approximativement, l'époque où ils vivaient, ni même leur nom exact. D'autres sont restés anonymes, sans grande perte pour la science, ce qui est une consolation, car leurs écrits sont sans valeur. Au nombre de ces médecins, il en est deux surtout que nous aurions pu placer dans le VIe siècle, mais que nous mettons comme transition entre le VIIe et le VIIIe siècle, faute de documents plus précis : ces médecins sont Jacques le Psychreste et un écrivain originaire de Damas, qui ne nous est connu que par la qualification de son pays natal.

Nous ne citerons pas les médecins dont nous ne possédons pas les écrits : ce serait une énumération sans profit pour le lecteur, une nomenclature stérile.

JACQUES, LE PSHYCHRESTE.

Ce médecin, né à Alexandrie selon les uns, à Damas, selon les autres, avait étudié à Alexandrie. Il ne nous est connu que par Alexandre de Tralles, Aétius et Damascius, le philosophe, à qui le lexicographe grec Suidas a emprunté sans doute les renseignements qu'il nous donne sur lui. Il est désigné dans Suidas sous le nom de Ἰάκωβος ἰατρός. Nous savons par Suidas qu'il avait une grande réputation comme praticien, qu'il surpassait souvent les anciens, qu'il était adoré des malades et qu'il faisait des cures tellement

(1) Ed. Niebuhr, 1833. T. I, p. 267, Liv. II, ch. 26.

merveilleuses, qu'on l'appelait le Sauveur. Il vivait à Constantinople sous l'empereur Léon le Grand, dont il fut le premier médecin. Chronologiquement, il aurait dû prendre place avant Alexandre de Tralles et Aétius.

Alexandre (1) en parle avec éloges et il nous apprend qu'on l'avait surnommé ψυχρηστός, le *psychreste* ou rafraîchisseur, parce qu'il était grand partisan des aliments rafraîchissants, d'un régime sobre et délayant. Il cite quelques-unes de ses formules. Aétius (2) nous a conservé un cérat contre la podagre, cérat dans lequel entraient la cire blanche, les roses récentes et les œufs.

Ce médecin paraît s'être exclusivement consacré à la pratique de sa profession, car nous ne possédons aucun ouvrage de lui.

DAMASCIUS.

Damascius (Δαμάσκιος) n'est pas un nom d'homme; c'est une qualification locale, le Damascien, l'habitant ou l'originaire de Damas. C'est tout ce que nous savons de l'écrivain médical ainsi désigné.

Deux personnages sont connus sous cette dénomination et on ne sait si ce sont deux individus différents ou une seule et même personne, car un écrivain, philosophe et historien, porte aussi ce nom. Le philosophe est né à la fin du V⁰ siècle et ne nous intéresse guère. Celui qui doit nous occuper (si c'est un autre personnage) est un auteur de commentaires à Hippocrate, dont une copie manuscrite existe à la Bibliothèque nationale (2150). Ces commentaires sont divisés en sept sections et n'ont jamais été imprimés séparément. Dietz les a reproduits intercalés avec ceux de Théophile Protospatharios, dans le Tome II des *Scholia in Hippocratem et Galenum* (p. 237-544). Ils s'arrêtent à l'aphorisme 62 de la section VII (Ed. Littré) ἱδρώς πουλύς..

----

(1) Edit. Puschmann. T. II, p. 163, 565, 571.
(2) Liv. XII, ch. 43.

Ceux qui croient que le médecin est un personnage distinct du philosophe le font vivre au VIIe siècle.

Ses commentaires ne présentent rien d'original et ne sont que des paraphrases vulgaires et peu dignes d'attention. Ils se ressentent de l'esprit et des idées du temps.

MÉLÉTIOS.

Mélétios, moine phrygien, est né à Tibériopolis, dans la grande Phrygie, au VIIIe ou au IXe siècle. Nous ne possédons de lui que des Commentaires aux aphorismes d'Hippocrate, dont une copie manuscrite existe à la Bibliothèque nationale (Mss. N° 2222, 2223), sous ce titre : Μελετίου ἰατροῦ καὶ φιλοσόφου Ἐξήγησις εἰς τοὺς ἀφορισμούς.

Il existe à la Bibliothèque nationale plusieurs manuscrits qu'on rapporte à Mélétios (2224 et suiv.) Dans un ouvrage, il traite de la nature et de la structure de l'homme. C'est un livre qui n'a rien d'original et qui a été composé avec des emprunts faits aux médecins et aux écrivains sacrés et profanes.

On lui attribue aussi un opuscule en vers sur les urines, qui n'a jamais été imprimé et dont il existe à la Bibliothèque nationale un manuscrit (2315, n° 2), commençant ainsi : Τῶν ἀσθενῶν ὑέλια...

THÉOPHANÈS NONNOS.

Il vivait à Constantinople, au Xe siècle et était médecin de l'empereur Constantin VII Porphyrogénète, qui favorisa les savants. Cet auteur est quelquefois désigné sous le nom de Théophanès, d'autres fois sous celui de Nonnos, Nonnos, Nonnus ou Nonus.

L'ouvrage qui nous reste de lui a pour titre : Σύνοψις ἐν ἐπιτομῇ τῆς ἰατρικῆς ἀπάσης τέχνης, *Abrégé de tout l'art de guérir.*

Ce livre, ainsi que le dit Théophanès dans sa préface, a été rédigé par ordre de l'empereur. Il ne contient rien d'original : c'est l'exposé très succinct de toutes les maladies, de leurs causes, de leurs symptômes et de leur traitement. C'est un manuel dans lequel l'auteur a suivi l'ordre topographique. Il emprunte à Oribase, à Aétius, à Paul d'Egine, à Alexandre de Tralles, etc., sans les citer. Son livre est divisé en 297 petits chapitres.

Io. Steph. Bernard en a donné une très bonne édition grecque latine, sous ce titre : *Theophanis Nonni epitome de curatione morborum*, Gothæ et Amstelodami, 1794-1795, 2 vol. in-8. (B. F. M. P., n° 32590).

La Bibliothèque nationale possède le commencement d'un petit traité sur la diète, dédié à l'empereur Constantin Porphyrogénète (Ms. 1630, n° 6).

MERCURIOS.

Mercurios était un moine grec qui vivait au Xe siècle dans le sud de l'Italie. On a l'habitude d'accoller à son nom la qualification de Monachus (moine). D'après Sprengel il aurait vécu au XIIIe siècle et aurait emprunté son petit livre à un moine qui était allé en Chine. Ce qui nous reste de lui consiste en 28 aphorismes ou préceptes sur le pouls, sous ce titre un peu prétentieux : Τοῦ λογιωτάτου μονάχου Κύρου Μερκουρίου ἀναγκαιοτάτη διδασκαλία περὶ σφυγμῶν, *Préceptes très utiles du très habile moine Kyros Mercurios sur le pouls.* C'est de la médecine empirique assez grossière. Par l'examen du pouls il prétendait arriver au diagnostic de toutes les maladies. Il indique comment il faut toucher le pouls, c'est d'après sa manière de battre qu'on arrive au diagnostic. Il n'y a rien de sérieux dans ces deux pages qui sont reproduites dans Ideler : *Physici et medici græci minores,* T. II, p. 254.

MICHEL PSELLOS ou LE BÈGUE.

Il y a plusieurs écrivains byzantins qui portent ces noms. Celui qui nous intéresse, Michel Psellos (Ψελλός, bègue) descendait d'une famille patricienne, comme il le dit lui-même. Il est né à Constantinople et devint précepteur de Michel Ducas, qui fut empereur depuis 1068 jusqu'en 1071, époque où il fut déposé. Michel étudia la médecine et la philosophie ; il était véritablement encyclopédiste, à l'époque où ce cumul littéraire et scientifique était encore possible. On peut donc le ranger parmi les polygraphes. Il vécut à la cour de l'empereur, et lors de la déposition de Michel Ducas, Michel Psellos se retira dans un monastère, où il mourut, peu après, dans un âge avancé.

Ses ouvrages se divisent en ouvrages médicaux et en ouvrages philosophiques. Les seconds nous intéressent peu ; ce sont des traités de philosophie, d'arithmétique, de musique, de jurisprudence, des commentaires d'Aristote, etc.

Ses ouvrages de médecine sont les suivants :

Πόνημα ἰατρικὸν ἄριστον δι' ἰάμβων. C'est un poème didactique en vers iambiques de 1373 vers. La première partie (vers 1 à 242) contient des préceptes d'hygiène ; la seconde est relative au pronostic (243-1373). Ideler l'a reproduit dans le premier volume des *Physici et medici Græci minores*, p. 203.

Περὶ λούτρου, *Sur le Bain*. C'est un fragment de 21 vers qui fait ressortir les avantages des bains et qui faisait sans doute partie de l'ouvrage précédent. Il est reproduit dans Ideler, t. II, p. 193.

Le petit traité *Sur les propriétés des pierres*, Περὶ λίθων δυναμέων, est un opuscule de quatre pages reproduit dans Ideler (t. I, p. 244), dans lequel Michel expose l'origine, la cou-

leur et les propriétés médicales des différentes pierres, en
26 chapitres de quelques lignes. Il parle du diamant, du
cinabre, du béril qui guérit les spasmes, de l'agathe, de
l'ambre, de la lychnite, qui sont bons dans les maladies
des yeux ; de la galactite, qui est bonne pour le lait, procure l'oubli des chagrins et est avantageuse contre les
morsures des animaux ; de l'ambre, qui guérit la dysurie,
chasse la fièvre et arrête les flux d'estomac ; du jaspe, qui
est bon contre les maux de tête et les maladies pestilen-
tielles ; de la pierre d'aimant, qui guérit la mélancolie ; de
l'onyx, qui empêche les terreurs nocturnes ; de l'émeraude,
qui est antiéléphantiasique et antihémorrhagique ; du châ-
laze, qui guérit les piqûres du scorpion. C'est un petit traité
de matière médicale dans lequel Michel s'est inspiré des
idées d'Anaxagore, d'Empédocle, de Démocrite et d'Alexandre d'Aphrodisie, comme il le dit lui-même.

Dans les *Préceptes variés*, Διδασκαλία παντοδαπή, reproduits
par Fabricius (*Bibl, græc.*, t. V, p. 70), on trouve près de
200 questions diverses dans lesquelles Michel le Bègue
parle un peu de tout et pas de médecine, si ce n'est dans le
§ 156, où il traite de la boulimie et dont il constate la fréquence chez ceux qui voyagent longtemps dans les neiges,
comme Xénophon l'avait observée pendant la retraite des
Dix-mille. (Anabase, Liv. IV, § 1.)

Boissonnade (1) a reproduit un petit *Lexique médical* de
Michel Psellos, sous ce titre : Περὶ καινῶν ὀνομάτων τῶν ἐν νοσήμασι.
C'est un petit lexique de 9 pages, dans lequel Michel donne
seulement les noms employés en médecine et leur signification. A la suite se trouve un opuscule de 4 pages Περὶ
γεωργικῶν, qui est sans importance pour nous. Nous en dirons
autant de son livre *Sur les actions des démons*, Περὶ ἐνεργείας
δαιμόνων.

---

(1) Boissonnade. *Anecdota græca*. Paris, 1829, in-8º, t. I, p. 233.
(Bibl. nat., Z, 1929, K 1.)

Il existe encore de lui un *Traité sur le régime*, Περὶ διαίτης, dédié à l'empereur Constantin X, Ducas.

On trouve à la Bibliothèque nationale beaucoup de copies manuscrites grecques d'ouvrages dus ou attribués à Michel Psellos aussi bien qu'à Théophanès Nonnos. Ces manuscrits n'ont pas été imprimés ni traduits. Voici les principaux, dont nous donnons les titres en français :

Sur les aliments (Mss. grecs, 2151, 2154, 2181, 2118, 2316, 2510) ;

Questions et réponses sur les choses qui appartiennent à la médecine (Mss. 2155);

Collection des principes de médecine, en 205 chapitres, dédiée à l'empereur Constantin Porphyrogénète (Mss. 2230, p. 71). Cette collection nous semble être reproduite dans la *Synopsis de tout l'art de guérir*, du même auteur (Mss. 2236, p. 61).

Ces deux traités sont deux sortes de *vade mecum*, composés par l'ordre de l'empereur Constantin Porphyrogénète et paraissent copiés sur Théophanès Nonnos.

De la Conception (76, 2299, n° 4).

En tout cas, il n'y a rien d'original dans Michel Psellos, qui s'est contenté de faire des compilations.

SIMÉON.

Siméon, fils de Seth, est né au xie siècle. A la mode des orientaux, il a fait suivre son nom de celui de son père et il est désigné sous les noms de Siméon, fils de Seth, ou par abréviation Siméon Seth. Il vivait à Constantinople, sous les empereurs Constantin et Michel Ducas. Il était le médecin de ce dernier et était revêtu au palais d'Antiochus d'une charge importante, d'où son titre de Μάγιστρος Ἀντιοχείας, qui a fait croire à quelques-uns qu'il était né à Antioche. En 1038, il a été expulsé de Constantinople, se retira dans un cloître en Thrace, près du Mont Olympe, où il se livra à des travaux de compilation et où il est mort.

L'ouvrage qu'on a de lui et qui a pour titre : Σύνταγμα κατὰ στοιχεῖον περὶ τροφῶν δυνάμεων, *Recueil par ordre alphabétique de la vertu des aliments*, est dédié à l'empereur Michel Ducas.

Sa préface donne une idée du livre : « Beaucoup d'écrivains érudits, très puissant et très illustre souverain, non seulement en Grèce, mais en Perse, en Arabie et dans les Indes, ont écrit sur les vertus des aliments. Ils sont d'accord sur certains points et diffèrent sur d'autres. J'ai pensé que, dans tous ces écrits, il fallait rechercher ce qu'il y a de meilleur et de plus véridique, et l'offrir à votre souveraine et divine puissance ; de sorte que, lorsque vous connaîtrez les effets et les vertus des aliments, vous pourrez en user avantageusement pour votre santé..., car il n'est rien au monde de plus précieux et de plus utile pour un bon prince que la santé et la longévité. Mais comme certains de ces aliments sont désignés différemment par le public et par les anciens médecins, je me servirai des noms les plus communs et les plus connus, afin d'être compris de tous. J'embrasserai dans cet ouvrage tout ce qui concerne les assaisonnements, les aromates et les boissons. »

Après cette dédicace, Siméon entre immédiatement en matière, et son livre contient 159 articles. Il cite Hippocrate, Galien, Dioscoride, Paul d'Égine, Aétius, Oribase, Proclus, Rufus d'Éphèse, Philotimus.

Il étudie chaque substance, d'abord au point de vue des quatre propriétés — chaud, froid, sec et humide ; — il expose ensuite ses propriétés physiologiques et thérapeutiques. Prenons pour exemple le persil, et nous verrons que Trousseau et Pidoux ont peu ajouté à Siméon.

« Le persil est chaud au deuxième degré et sec au troisième. Il pousse aux urines, chasse les obstructions, ne fait pas enfler, mais plutôt chasse les vents et amène les règles. Il est de digestion difficile, c'est pourquoi il faut s'en servir au milieu du repas. Il resserre peu le ventre, et en vertu d'une propriété particulière, il est nuisible aux épileptiques, aussi doivent-ils s'en abstenir absolument. Et souvent des individus qui se portaient bien, après avoir été autrefois sujets à cette maladie, redevinrent épileptiques après son usage. Il est nuisible aux testicules. La graine est plus puissante que les feuilles, et la racine est plus puissante encore.

Le persil absterge les reins et la vessie, et il enlève les obstructions dans les veines et les artères. La graine chasse l'ivresse. Le persil donne la bonne odeur au corps, et beaucoup par son usage ont chassé les mauvaises odeurs. Il rend les femmes plus portées à l'amour. Employé en cataplasmes et en fomentations, il chasse, dit-on, les pierres, soulage la dysurie et guérit les reins. Les femmes qui nourrissent doivent éviter son usage, car il diminue le lait. Son suc est très avantageux à ceux qui ont les frissons des fièvres quotidiennes. Le persil sauvage a une vertu particulière contre les venins. »

Les vertus carminatives, emménagogues et antipériodiques du persil étaient donc connues des anciens, et l'apiol est aujourd'hui employé dans les mêmes conditions.

Siméon a traduit des Arabes un certain nombre d'articles, tels que le musc, μόσχος (Trad. des *Prairies d'or de Maçoudy*, publiées par la Société asiatique, vol. IX, 9ᵉ table), l'ambre, ἄμπαρ, etc.

Il signale les bons effets des asperges dans la dysurie, dans les maladies du foie, des reins, dans les palpitations.

Il est le premier auteur grec qui ait parlé du camphre καφουρά et du camphrier. Il employait le camphre comme calmant, dans la période aiguë des maladies, dans la céphalalgie et les inflammations du foie : il lui reconnaissait la propriété de refroidir les reins et les conduits spermatiques et d'arrêter le sperme, καὶ αὐτὸ πήγνυσι τὸ σπέρμα (éd. Teubner, p. 59), propriété que possède aussi le chanvre, κάναβος (p 61).

Siméon intitule son livre : Recueil sur les propriétés des aliments ; il eût pu, avec plus de raison peut-être, l'intituler : Recueil sur les propriétés des aliments et des médicaments tirés des règnes animal et végétal; car il parle non seulement des animaux, mais des végétaux employés comme aliments et comme médicaments. Son livre est plutôt un manuel de matière médicale, dans lequel l'auteur a mis à contribution, non seulement les Grecs, mais encore les Arabes ; il forme la transition entre le moyen âge et l'époque moderne. Siméon n'a jamais été traduit en français et il mériterait de l'être, car les thérapeutistes trouveront, chez cet auteur, bien des choses oubliées ou méconnues.

Il existe plusieurs éditions grecques-latines de Siméon Seth. L'une des meilleures est celle de Martin Bogdanus, *Lutetiæ Parisiorum*, 1658, in-8, dédiée à Jacques Mentel (B. F. M. P. nº 39,374). Il en existe une bonne édition grecque donnée par Bernhard Langkavel, Lipsiæ, 1868, Teubner.

CONSTANTIN et SYNÉSIUS.

Ces deux noms n'appartiennent pas en réalité aux médecins grecs, car ce ne sont que des traducteurs et il règne beaucoup d'obscurité sur leur individualité. Néanmoins nous leur devons une mention spéciale, bien que le *Traité des fièvres* seul ait été imprimé.

Il existe à la Bibliothèque nationale (ms. 2239) un manuscrit grec intitulé τὰ ἐφόδια, (*viaticum, Ephodes* ou *Guide portatif de la santé*). C'est un manuel traduit du médecin arabe Abu Djiafar Ahmed ben Ibrahim, en langue grecque, par Constantin de Rhegium ou Reggio, τοῦ Ῥηγίνου, manuel dans lequel l'auteur suit à peu près l'ordre topographique.

On n'est pas exactement fixé sur le véritable auteur des ἐφόδια ou *Ephodes*. Daremberg (1) a lu tout le manuscrit et il y a trouvé beaucoup de mots et de formes arabes qui ne permettent pas le moindre doute sur l'origine arabe du livre. Mais il se présente une autre question. Il existe plusieurs écrivains du moyen âge qui portent le nom de Constantin; ce sont Constantin l'Africain (2), ou de Carthage, Constantin de Memphis, Constantin de Reggio. Auquel peut-on attribuer la traduction des Ephodes?

Abu Djiafar est mort entre 961 et 1009; la date n'est pas exactement fixée. Constantin l'Africain, que quelques-uns considèrent comme le traducteur des Ephodes, est mort en 1087, ce qui serait un argument à l'appui de leur opinion, s'il n'y avait pas de manuscrit antérieur au nôtre qui est du XIIIe siècle. Mais Daremberg a vu à la bibliothèque du Vatican un manuscrit de cette traduction qui remonte à la fin du Xe siècle ou au commencement du XIe, ce qui ne permet pas de l'attribuer à Constantin l'Africain, qui était à peine né.

Il existe deux traductions des Ephodes, l'une en latin, l'autre en grec. Daremberg se demande quel peut être le Constantin à qui la plupart des manuscrits grecs donnent le titre de protosecrétaire et qu'ils font naître ou du moins demeurer à Reggio. Il y aurait donc, pense-t-il, deux écrivains portant le même nom : ce serait une coïncidence singulière que les deux traducteurs, l'un grec, l'autre latin, eussent tous les deux porté le même nom, vécu dans les mêmes contrées, et rempli les mêmes fonctions publiques.

---

(1) Notices et extraits des manuscrits grecs, latins et français des principales bibliothèques de l'Europe. 1re partie. Paris, 1853, in-8, pp. 77 et suivantes.

(2) Constantin est né à Carthage; il séjourna pendant trente-neuf ans à Babylone, où il étudia les langues indiennes et la médecine, revint à Carthage, puis à Salerne, réveilla l'étude de la médecine grecque en Italie et se fit religieux au Mont-Cassin, où il est mort.

La Bibliothèque nationale possède un autre manuscrit (2241) où la traduction des Ephodes est attribuée à Constantin de Memphis, ὁ Μεμφίτης. On se perd en conjectures; mais il est un fait incontestable pour Daremberg, c'est que le manuscrit du Vatican, qui est identique au nôtre (2239) est antérieur à Constantin l'Africain.

La simple inspection du texte arabe avec les textes grecs et latins fait voir que ces derniers sont beaucoup plus étendus, qu'ils contiennent des additions considérables, ce qui s'explique aisément, car les Ephodes étant devenus un manuel à l'usage des médecins et des voyageurs ou périodeutes, se sont pour ainsi dire modernisés et grécisés entre les mains des copistes et des médecins, ce qui est bien naturel. Telle est aussi l'opinion de Daremberg, qui a remarqué que les copies contiennent beaucoup de variantes.

Nous ne possédons le texte imprimé que du livre VII, qui traite des fièvres et qui a été publié, d'après un manuscrit de Leyde, pour la première fois, par Io. Steph. Bernard, édition grecque-latine, Amsterdam, 1749, in-8° (B. F. M. P, 32.694) et sur lequel on lit le nom de Synésius. Ce traité des fièvres est divisé en dix chapitres, dans lesquels il traite de la fièvre éphémère, de la fièvre ardente, de la fièvre tierce, de la fièvre quotidienne, de la sueur, de la soif, de la synoque, de la fièvre quarte, de la variole et de son traitement. Ce livre est écrit dans les idées de l'école humoriste et ne contient rien d'original. Synésius cite assez souvent Hippocrate, Galien, Agathinus, Platon, les méthodistes, les empiriques.

Les chapitres IX et X sur la variole, Περὶ τῆς φλυκταινούσης λοιμικῆς... sont un résumé de ce qu'on savait sur cette maladie décrite par Razès. Synésius reconnaît deux variétés et il donne comme symptômes la fièvre violente, la douleur de tête, la rougeur des yeux, la turgescence du visage, la douleur de la gorge et de la poitrine, la toux sèche, le prurit des narines, l'éternuement, les démangeaisons provoquées

par l'éruption prochaine. Le traitement consistait en médicaments chauds et humides, pour dissoudre les humeurs
morbides et les attirer à la peau. Synésius conseille l'eau
de fenouil et de persil avec le sucre de roses, ροδόσαχαρ, etc.

Puccinotti (1) suppose, sans preuves bien convaincantes,
que le manuscrit arabe sur lequel a été faite la traduction
grecque n'était lui-même que la traduction d'un éphode grec
plus ancien. Cette opinion n'est pas tout à fait dénuée de
vraisemblance, parce que les éphodes ou *vade mecum* médicaux sont beaucoup plus connus dans la littérature byzantine que dans la littérature arabe, eu égard au peu de goût
des médecins arabes pour les voyages en pays non musul-
mans : mais ce n'est toutefois qu'une opinion qui ne repose
sur aucune preuve authentique.

On ne sait du reste rien de positif sur Synésius.

JEAN ACTUARIUS.

Son véritable nom était Jean : il était fils de Zacharie et
vivait à la cour de Constantinople, à la fin du XIIIe siècle.
Actuarius était un surnom latin qui signifie : scribe, gref-
fier, commis (Du Cange). C'était une dignité particulière aux
médecins de la Cour.

Les ouvrages qui nous restent de lui sont les suivants :

Περὶ οὔρων, *sur les urines.* Texte grec (Ideler, *Physici et
medici græci minores*, t. II, 3-192) : il en existe une édition latine, *Ambrosio Leone Nolaro interprete*, Par., 1556,
in-8° (B. F. M. P. n° 33.328). Cet ouvrage, qui est le plus
important, est divisé en sept livres. Dans le premier, il traite
des différences des urines ; dans les deux autres livres, il
envisage les urines selon les âges, les temps, les lieux, l'état
de sommeil ou d'agrypnie, chez les grands mangeurs et chez
ceux qui sont dans des conditions opposées. Il considère

____

(1) Storia di med., II, 3.

aussi la quantité, les dépôts, l'odeur selon les différentes espèces de fièvres. Les livres IV et V traitent des causes des urines, et les deux autres livres sont relatifs au pronostic, basé sur la couleur, la transparence.

Son autre ouvrage consiste dans un traité de thérapeutique, Θεραπευτικὴ μέθοδος, qui est publié en partie par Ideler, sous le titre de Περὶ διαγνωσέως πάθων; *sur le diagnostic des maladies*. Dans le premier livre, Jean Actuarius, après des considérations générales sur le médecin et les malades, étudie le pouls et ses différentes variétés, ce qui l'aide dans le diagnostic des maladies. Il s'occupe ensuite des maladies du foie, du diabète, des maladies de l'encéphale, de la moelle, de la manie, de la mélancolie, des maladies de la poitrine, de l'estomac, des vomissements de sang, des hémorrhagies intestinales, de la boulimie, du ténesme, de l'iléus, des vers, des maladies des organes génitaux, des troubles menstruels, des sueurs.

Le livre II traite des fièvres, des jours critiques, des maladies de la peau, des oreilles, des yeux, du nez, de la face, des ulcères et des phlegmons.

Le livre III traite des saignées, de l'artériotomie, des sangsues, des ventouses, des purgatifs, des bains, des aliments, du régime dans les différentes maladies, dans les fièvres et du traitement de ces dernières.

Le livre IV traite de la pathologie locale, des douleurs de tête, des nerfs, des maladies du cœur, des poumons, etc., etc.

Le livre V est consacré aux médicaments, et le livre VI à quelques maladies locales.

Ideler nous a donné le texte grec des deux premiers livres seulement (t. II, 353-464). L'ouvrage entier a été traduit en latin, par Henri Mathisius, de Bruges, sous le titre de *Actuarii Zachariæ medicus, sive methodi medendi libri VI*, Parisiis, 1556, in-8 (B. F. M. P., 33,328, et Lugduni, 1556, p. in-12, 33,457.)

Cet ouvrage, ainsi que le dit Jean Actuarius dans sa préface, a été entrepris par ordre de l'empereur, qui voulait le posséder pendant son expédition contre les Scythes. Cette précaution prise par les empereurs de faire rédiger des manuels de médecine s'observe quelquefois chez les souverains byzantins. C'est ainsi qu'Oribase a écrit son livre par ordre de l'empereur Julien, Théophanès Nonnos par ordre de Constantin VII Porphyrogénète, Siméon par ordre de Michel Ducas.

On attribue à Jean Actuarius un petit livre *sur les poids* qui constitue la fin du VIe livre de l'ouvrage précédent.

On a encore de lui un ouvrage philosophique ayant pour titre : Περὶ ἐνεργειῶν καὶ παθῶν τοῦ ψυχικοῦ πνεύματος καὶ τῆς κατ' αὐτὸ διαίτη, λόγοι Β', *sur l'action et les effets de l'esprit animal dans les maladies et sur son régime*, 2 livres (Ideler, *ouv. cité*, t. I, p. 312-386). Cet ouvrage a été traduit en latin par Julius Alexandrinus, de Trente, *Parisiis*, 1556, in-8° (B. F. M. P., n° 33328). Jean Actuarius démontre qu'il y a en nous une substance divine, et il expose la différence des esprits animaux selon qu'ils ont leur origine dans l'estomac, dans le foie, dans le cœur ou dans le cerveau.

HIÉROPHILE

ET L'HYGIÈNE ALIMENTAIRE.

A mesure qu'on avance dans le moyen âge, on constate que la médecine se meut dans un cercle qu'elle ne cherche pas à franchir. C'est le règne des compilateurs à son apogée. L'hygiène semblait attirer plus spécialement l'attention des praticiens ou des écrivains et, après Siméon, nous trouvons encore quelques opuscules, dont un seul attirera notre attention, parce que le nom de l'auteur est connu.

Hiérophile (Ἱεροφιλός) vivait vers la moitié du XIIe siècle. Il n'est pas désigné comme médecin, mais il prend la qualification de *sophiste*. Ce mot avait alors la signification de

Maître de sagesse ou d'éloquence. Hiérophile est l'auteur d'un *Traité sur les aliments*, Περὶ τροφῶν κύκλος, qui a été publié pour la première fois en grec par Boissonnade, en 1827, d'après les manuscrits de la Bibliothèque royale (nᵒˢ 396, 985) où il est appelé Hérophile (Ἐροφιλός) et, la seconde, par Ideler, en 1841 (*Physici et medici græci minores*, t. I, p. 409). Dans ce petit traité de neuf pages, Hiérophile s'occupe des aliments dont il faut user chaque mois de l'année et des règles d'hygiène qu'il faut observer. Nous ne le suivrons pas dans chaque mois, mais nous nous contenterons de donner un aperçu pour le mois de janvier.

« Il est bon, au sortir du lit, de boire du vin léger et de prendre des mets chauds et de digestion facile, de l'ail, de la ciboule, de la viande grillée, des ragoûts bien accommodés avec poivre, nard indien, cannelle, chervi d'Anatolie. La chair de porc grillée sera enduite de vin mêlé de miel. Parmi les autres animaux, on fera usage des oiseaux, des colombes blanches. On peut manger aussi des petites oies, des petits canards, des grives, des cailles, des hirondelles de mer. Parmi les poissons, on mangera le scorpion de mer, le rouget, le barbeau, le meunier, l'athérine, les oblades en friture, la dorade aux aromates. Parmi les légumes, on choisira le chou pommé, la carotte, les poireaux, les asperges sauvages, la pervenche, la bryone à l'huile, l'ail cuit sans huile. On pourra boire les décoctions de ces légumes édulcorées avec du miel... Comme condiments, on utilisera la roquette, le persil, le raifort léger, la rue à odeur agréable, la moutarde, le cumin et des sauces faites avec du vin et de la saumure de poisson. Parmi les plantes légumineuses, on prendra les pois chiches, les haricots (?) qu'on assaisonnera avec du cumin en poudre, mais sans huile. Dans les fruits, on choisira les raisins secs, les amandes, les noix de pin, les pistaches, les pommes sèches. On pourra aussi manger des coings, de petits citrons, des grenades, des dattes, des conserves faites avec du nard indien, du miel et de la fleur de froment. On ne prendra pas plus de quatre bains dans le mois de janvier. On se frottera préalablement avec de la soude (νίτρῳ) dissoute dans du vin et avec un onguent épilatoire fait avec de l'aloès, de la myrrhe et deux jaunes d'œufs. Avant l'onction, on entrera dans le bain ; on s'arrosera de deux ou trois bassines d'eau : une fois sorti, on s'épongera soigneusement, et on demeurera quelque temps à l'air ; après quoi, on aura recours à une autre friction avec du vin chaud, des roses et des jaunes d'œufs. On goûtera les plaisirs de l'amour jusqu'à l'équinoxe de mars, à cause du mouvement des humeurs. On observera la constellation des Jumeaux depuis le 11 jusqu'au 15.»

Un auteur anonyme dont Boissonnade a le premier publié les écrits, rapportés par Ideler (*ib.*, p. 423), reproduit, à peu de chose près, les mêmes recommandations et les mêmes préceptes d'hygiène. On pourrait qualifier ces quelques pages de principes généraux d'hygiène alimentaire. C'est le complément des *Ingesta*.

Ideler a reproduit (T. II, p. 257) quelques pages d'un auteur anonyme sur l'hygiène alimentaire, sous ce titre : Περὶ χυμῶν, βρωμάτων καὶ πομάτων. Il considère les différents produits alimentaires, fournis par le sol, par les animaux vivant dans l'air ou dans l'eau et il expose leurs propriétés digestives.

DÉMÉTRIUS PÉPAGOMÉNOS.

Démétrius Pépagoménos vécut sous le règne de Michel VIII Paléologue, empereur de Constantinople, de 1261 à 1281. Il était médecin de l'empereur, et c'est à la demande de ce dernier qu'il a écrit son livre sur la Podagre, ainsi qu'il le dit dans sa préface. Cet ouvrage a pour titre : Σύνταγμα περὶ τῆς ποδάγρας, *Traité de la Podagre*.

Ce livre, qui est divisé en quarante-six chapitres, est le résumé des opinions d'Hippocrate et de Galien. Il y a aussi quelques emprunts à Alexandre de Tralles.

Après avoir expliqué comment le rhumatisme est le résultat d'une fluxion humorale, opinion qui est celle d'Hippocrate, il indique comment il se porte au cerveau, au foie et au cœur; ce qui prouve que le rhumatisme viscéral était connu des anciens. Nous le citons textuellement :

Οὐ μόνον μέν εἰς χεῖρας καὶ εἰς πάντα τὰ ἄρθρα γίνονται οἱ τοιοῦτοι ῥευματισμοί, ἀλλὰ καὶ εἰς ἐγκέφαλον καὶ εἰς ἦπαρ, καὶ εἰς αὐτὴν τὴν καρδιάν ἅ τινά εἰσι δεινότατα καὶ δυσαπαλλακτότατα (ch. v). « Non seulement ces rhumatismes envahissent les mains et toutes les autres articulations, mais aussi l'encéphale, le foie et le cœur, complications graves et très rebelles. »

Cette théorie étant admise, à savoir que, si les forces organiques sont assez puissantes pour rejeter les résidus, il y a santé, sinon il y a maladie, la prophylaxie et la thérapeutique en découlent naturellement (ch. 9 et 10). L'homme se porte bien, s'il mange et boit peu. Comme régime, Démétrius Pépagoménos prescrit une alimentation variée, conseille les aliments doux, et défend les aliments astrigents et secs.

Le traitement préventif consiste en purgations mensuelles avec des pilules dans lesquelles entrent l'aloès, la scammonée, la quintefeuille, la cinnamome; comme traitement curatif, il conseille les émissions sanguines, au bras droit, si le rhumatisme siège à droite; au bras gauche, s'il siège à gauche. Il attache une très grande importance aux vomitifs et aux purgatifs. Il recommandait aussi l'usage des pilules persiques, dans lesquelles entraient l'œillet, la cinnamome, la gomme-mastic, l'agaric, etc. (ch. 45).

Cependant il est des cas où les saignées sont mauvaises, en ce sens qu'elles appellent les humeurs dans les parties rhumatisantes, d'où la nécessité d'un régime sévère. Après les purgations, Démétrius Pépagoménos conseille l'usage du sérum du lait, puis la thériaque. Il fait grand cas de la quintefeuille, qu'il prescrit en boissons et qu'il considère comme un antidote.

A ceux qui ne veulent pas de purgations, il prescrit les clystères. Comme traitement topique, il prescrit les cataplasmes de feuilles de choux, de persil, de bouillon blanc, les cataplasmes faits avec du pain, du blanc d'œufs, de l'huile de roses, un peu de vinaigre, bien mêlés, ou bien un cérat dans lequel entrent le safran, l'opium, etc.

Démétrius Pépagoménos était chrétien, et il termine son livre en demandant pour ses malades l'intercession de la Sainte Vierge.

Le Traité de Démétrius Pépagoménos est publié dans le tome X des œuvres d'Hippocrate et de Galien, édition grec-que-latine de René Chartier, Paris, in-f°, 1679. La première traduction latine est celle de Marcus Musurus, Rome, 1517; Guillaume Morel (Morelius) en a donné une autre traduc-tion, en 1558. La seule traduction française que nous pos-sédions est celle de Frédéric Jamot, de Béthune, Paris, 1567 et 1573.

L'édition la plus récente est l'édition grecque-latine de Joh-Jos. Bernard, Leyde, 1743, in-8 (B. F. M, P., 32599).

On attribue aussi à Démétrius Pépagoménos, mais sans preuves certaines, quelques écrits sur les oiseaux de proie, qui n'ont pour nous aucun intérêt.

NICOLAS MYREPSOS ou LE MYREPSE.

Son véritable nom est Nicolas. Myrepse n'est qu'un qua-lificatif grec, ὁ μυρεψός, *unguentarius*, le préparateur d'on-guents et de parfums. Il est né à Alexandrie et a vécu à la cour de Jean Ducas Vatatzès, empereur à Nicée (1222-1235). Il se rendit d'Alexandrie à Rome, pendant l'occupation de Constantinople par les empereurs latins.

Son ouvrage sur les médicaments est une compilation faite dans les auteurs grecs, latins et arabes : c'est un recueil de formules de médicaments composés.

Le texte grec n'a pas été imprimé; il en existe quatre manuscrits à la Bibliothèque nationale, sous les n°ˢ 2149, 2237, 2238, 2243. Ces manuscrits sont du XIVᵉ et du XVᵉ siècles.

L'ouvrage de Nicolas est divisé en 48 sections ou chapitres, pour lesquels il a suivi l'ordre alphabétique grec : il contient 2656 formules, réunies sans discernement et dont beaucoup sont indignes d'un livre sérieux. Dans certains endroits il a recours aux invocations à Dieu, à Jésus-Christ, aux manœuvres superstitieuses.

Voici les titres des 48 chapitres qui composent le livre de Nicolas le Myrepse :

Chapitre I. Des antidotes contre différentes maladies.

Chapitre II. Des sels.

Chapitre III. Des onguents.

Chapitre IV. Des hydromels, de leur composition.

Chapitre V. Des béchiques.

Chapitre VI. Des glandes, des sangsues, des cataplasmes ombilicaux.

Chapitre VII. Des maladies des femmes et de la langue.

Chapitre VIII. Des sirops.

Chapitre IX. Des stomachiques.

Chapitre X. Des emplâtres.

Chapitre XI. Des épithèmes.

Chapitre XII. Des suppositoires.

Chapitre XIII. Des électuaires.

Chapitre XIV. Des anthelminthiques.

Chapitre XV. Des errhins.

Chapitre XVI. De la préparation des huiles.

Chapitre XVII. Des clystères.

Chapitre XVIII. Des savons.

Chapitre XIX. Des décoctions.

Chapitre XX. Des remèdes contre les maladies du foie et la migraine.

Chapitre XXI. Des parfums.

Chapitre XXII. Des thériaques.

Chapitre XXIII. Des confections et des médicaments contre l'ictère et la sciatique.

Chapitre XXIV. Des collyres.
Chapitre XXV. Des remèdes contre la calvitie.
Chapitre XXVI. Des onguents purgatifs.
Chapitre XXVII. Des purgatifs.
Chapitre XXVIII. Des purgatifs.
Chapitre XXIX. Des cataplasmes.
Chapitre XXX. Des cérats.
Chapitre XXXI. Des cataplasmes abdominaux et céphaliques.
Chapitre XXXII. Des pilules purgatives et astringentes.
Chapitre XXXIII. Des antifébriles, des anticalculeux.
Chapitre XXXIV. Des cataplasmes émollients et des onguents.
Chapitre XXXV. Des aromates, des antinéphrétiques, des antiulcéreux.
Chapitre XXXVI. Des poudres.
Chapitre XXXVII. Des oxymels, des vins, des dentifrices.
Chapitre XXXVIII. Des boissons pour la conception; des médicaments contre l'alopécie et diverses maladies.
Chapitre XXXIX. Du miel, du sucre des juleps.
Chapitre XL. Des aphrodisiaques, des savons, des sinapismes.
Chapitre XLI. Des pastilles.
Chapitre XLII. Des médicaments à mettre sous la langue.
Chapitre XLIII. Des somnifères.
Chapitre XLIV. Des diverses eaux, des antihydropiques, des sudorifiques, etc.
Chapitre XLV. Des médicaments contre les poux, les taches de la peau, les phlegmons, les pustules.
Chapitre XLVI. Des médicaments contre les fissures des lèvres, les strumes.
Chapitre XLVII. Des médicaments contre la gale, la calvitie goutteuse.
Chapitre XLVIII. Des médicaments contre les maux d'oreilles.

Cet ouvrage a été traduit pour la première fois du grec en latin par Léonhard Fuchs. La première édition a été imprimée à Bâle, en 1549, sous ce titre : *Nicolai Myrepsi Alexandrini medicamentorum opus, in sectiones quadringenta octo digestum...* in-f° (B. F. M. P. 839). Henri Estienne l'a reproduit dans *Medicæ Artis principes*, 1567 (425).

L'édition de Francfort, 1626, in-8, a un titre différent, quoique le texte soit le même : *Nicolai Myrepsi Alexandrini, alias Præpositi, medici Græci recentissimi dispensatorium medicum : Sive de recta medicamentorum præparatione et usu* (B. F. M. P. 30451). Le traducteur Fuchs a ajouté beaucoup de notes explicatives, scientifiques, historiques et philologiques. Ces explications sont parfois nécessaires, car on trouve dans Nicolas le Myrepse beaucoup de médicaments qui ne sont indiqués dans aucun de ses prédécesseurs, et sous des désignations empruntées à une langue en décadence ou à la langue arabe.

L'édition de Nuremberg de 1658 paraît préférable. (Bib. N^ale . Te ^46 28.)

Nicolas le Myrepse a été jusqu'au XVIIe siècle le véritable *Codex pharmaceuticus* de la Faculté de Paris. Néanmoins on constatait qu'il vieillissait. En 1550, les magistrats avaient demandé sa revision, et aux États de Blois, en 1577, la Faculté de médecine s'était engagée à publier un nouveau Codex. Mais cette promesse était restée lettre morte, car vingt ans après, on attendait encore. Le 29 décembre 1651, la Faculté nomma une commission de quinze membres (1) qui se mit à l'œuvre. C'en était fait de Nicolas le Myrepse : toutefois on dut attendre encore près d'un siècle avant d'avoir le livre tant promis.

D'après le titre de l'édition de Francfort, Nicolas le Myrepse, d'Alexandrie, et Nicolas Præpositus seraient le même personnage. C'est une opinion que ne partagent pas tous les historiens de la médecine. Quelques-uns pensent que Nico-

---

(1) Commentaires de la Faculté de Paris, t. XIII, f° 494.

las Præpositus (le prévôt) était de Salerne et postérieur de deux siècles à Nicolas le Myrepse. L'ouvrage publié sous le nom de Nicolas Præpositus est également rédigé par ordre alphabétique : nous y trouvons la préparation des pilules de cynoglosse, des pilules *ante cibum*, etc. L'ouvrage a pour titre *Antidotarium*, et comprend 142 formules. Il est suivi d'un petit traité ayant pour titre : *Tractatus quid pro quo*, qui est un petit in-f° de 14 pages, dans lequel l'auteur indique les succédanés, les synonymes. (B. M. F. P. 6520.) Nicolas Præpositus était, selon quelques historiens, un des médecins remarquables de l'École de Salerne. Dans ces conditions, sa place ne serait pas parmi les médecins grecs.

Il existe aussi un ouvrage grec, ayant pour auteur Nicolas d'Alexandrie, et qui a été traduit en latin par Nicolas de Reggio, en Calabre. Il a pour titre : *Nicolai Alexandrini medici græci vetustissimi Liber de compositione medicamentorum, secundum loca, a Nicolao Rhegino Calabro, è Græco in latinum translatus*. Ce livre a été imprimé à Venise en 1560 (B. F. M. P. 30452), et est accompagné de notes par Jean Agricola Ammonius. C'est un petit traité de matière médicale, de 241 ff., une sorte de formulaire, contenant 1065 articles. C'est de la polypharmacie dans toute son abondance.

Des historiens pensent que c'est le même personnage que Nicolas le Myrepse.

On voit, en résumé, qu'il y a bien de l'incertitude sur l'identité des trois médecins qui ont porté le nom de Nicolas. N'ayant aucune preuve certaine à apporter dans cette question, nous préférons laisser à d'autres le soin, assez peu important, de la trancher d'une façon définitive.

MAXIMUS PLANUDÈS.

Maximus Planudès (Μάξιμος ὁ Πλανούδης) était d'après Fabricius (*Bibl. Græc.*, t. IV, p. 420) un moine de Constantinople, grammairien et rhéteur, qui fut envoyé vers 1327, par Andronicus II, comme prédicateur chez les Vénètes. Il serait mort vers 1353.

Fabricius lui attribue trente-huit opuscules sur la littérature, la philosophie, la religion. Parmi ces opuscules, il en est un qui a trait à la médecine; il a pour titre : Περὶ τῶν ὑελίων πασῶν τῶν ἀσθενειῶν τῶν ἐν τοῖς ἀνθρώποις, ἐπερχομένων στίχοι, ou *Préceptes sur les urines des hommes malades.* Il a été reproduit par Ideler (t. II, p. 318) et consiste en cinq pages qui comprennent, dans 43 alinéas, tout ce que Maximus savait sur les urines. Cet opuscule n'a jamais été traduit en Français et nous n'en connaissons aucune traduction latine, ce qui n'est pas une perte pour la science, ni pour l'histoire de la médecine, ni pour la littérature. Son style est peu clair et il fourmille de néologismes et de mots empruntés à l'arabe et au latin de la décadence. Maximus pousse loin l'examen des urines, mais il s'en tient presque à la couleur, et il en tire des conséquences, pas toujours exactes pour le diagnostic et pour le traitement des maladies. Il leur reconnaît treize caractères qui sont les suivants : elles sont blanches, jaunes, roses, rousses, sanguinolentes, jaunes safranées, jaunes citrines, noires, incolores comme de l'eau, blanchâtres, troubles, légèrement bourbeuses, et enfin bourbeuses et épaisses.

Cet opuscule ne révèle aucun esprit scientifique. L'auteur semble avoir recueilli quelques préceptes et les avoir consignés un peu au hasard. Il n'y a rien à gagner à sa lecture.

CONCLUSION.

Nous avons fini avec les médecins grecs depuis la mort de Galien. Démétrius Pépagoménos et Nicolas le Myrepse sont les derniers représentants de la médecine grecque au moyen âge. Science d'observation pure avec Hippocrate, elle commence à être expérimentale avec Galien, qui tire de ses expérimentations des conclusions quelquefois exactes, quelquefois erronées ou prématurées. En étudiant les médecins, ses successeurs, on comprend néanmoins la place si importante qu'il a tenue et qu'il a gardée si long temps. Il avait posé les bases de la physiologie et de la médecine expérimentale; des siècles se passeront avant que la médecine prenne le caractère vraiment scientifique que lui donneront les découvertes de la circulation du sang, qui ne sont que le prélude de découvertes plu simportantes encore. Mais au déclin du moyen âge, elle retombera dans le chaos, entraînée par les doctrines religieuses de l'Orient, se confondant et se mêlant avec les systèmes philosophiques de la Grèce, avec les dogmes du christianisme, avec le mysticisme.

Qu'ont produit les médecins que nous avons cités dans les pages précédentes? Peu de choses sans doute. Nous devons à Antyllos la première description du traitement de l'anévrysme par l'ouverture du sac, les premiers essais de résections osseuses dans la continuité et dans la contiguïté. Si Oribase n'a presque rien ajouté à l'anatomie de Galien, nous lui devons la description des glandes salivaires et surtout le Recueil médical qui nous fait bien connaître la médecine au IVe siècle et qui nous a conservé les noms et les travaux des médecins dont les ouvrages étaient perdus. Aétius ne fut qu'un compilateur; mais c'est chez lui que nous trouverons les détails les plus pratiques sur les maladies des yeux, sur les cautères et les révulsifs dans la paralysie et l'asthme, sur les ponctions ou piqûres dans les hydropisies, sur le dragonneau, sur la pharmacie des Égyptiens.

C'est le seul médecin que fournisse le ve siècle.

Le vi^e siècle ne nous laisse aussi qu'un nom qui soit parvenu jusqu'à nous ; c'est Alexandre de Tralles, qui a joui à son époque d'une juste considération comme praticien, et qui peut être considéré comme le plus grand médecin du moyen âge. Il mériterait d'être traduit en français.

Au viie siècle, nous trouvons Théophile le Protospatharios, à qui nous devons la première description des nerfs de l'odorat ; Stéphanos ou Etienne d'Athènes et Paul d'Egine, qui nous donne un résumé très clair de la chirurgie à son époque : c'était le livre classique de notre ancienne Faculté.

Le viiie siècle est moins riche : il ne nous a fourni que Jacques le Psychreste, praticien fort à la mode et fort recherché de son temps. Damascius et Mélétios n'ont guère droit qu'à une simple citation.

Le xe siècle nous a laissé deux noms un peu connus ; ce sont Théophanès Nonnos et Mercurios, deux compilateurs.

Le xie siècle et les siècles suivants n'ont guère produit que des thérapeutistes : il n'en pouvait être autrement, puisqu'on croyait que la médecine et la chirurgie avaient dit leur dernier mot. L'Ecole d'Alexandrie avait élargi cette voie ; les Arabes avaient augmenté la matière médicale, et la polypharmacie était dans toute sa prospérité. Mais nous sommes en pleine décadence byzantine et Siméon et Michel Psellos, au xie siècle, Jean Actuarius, Démétrius Pépagomenos et Nicolas le Myrepse jetteront les dernières lueurs d'une lumière qui va s'éteindre, après avoir brillé du plus vif éclat avec Hippocrate et Galien et avoir été en s'affaiblissant jusqu'à la prise de Constantinople par les Turcs, c'est-à-dire pendant près de deux mille ans.

Si nous voulons reporter nos regards en arrière, nous trouverons, dans des considérations d'ordre politique, l'application de cette décadence de la médecine grecque.

La Grèce, avec Alexandre, avait porté sa civilisation en Orient, prenant pied à Alexandrie, que le conquérant macédonien rêvait comme capitale de son immense empire, et qui fut pendant des siècles le foyer scientifique du monde.

Voisins de l'Egypte, conquérants à leur tour, les Arabes sont venus prendre place à côté du peuple grec, s'initier à ses connaissances, les transporter, un peu obscurcies, dans le nord de l'Afrique, dans le midi de l'Espagne, où ils fondèrent l'école de Cordoue au XIIe siècle. Ce fut aussi un temps bien favorable pour les charlatans, les magiciens, qui voyageaient à la suite des Arabes.

Au milieu de ces bouleversements, il n'y avait de calme que dans les monastères. Ce furent alors les moines qui s'emparèrent en Occident de l'étude de la médecine, qui devint sacerdotale. Ce fut le temps propice pour les pratiques mystiques, les prières, les invocations. On retombait dans les temps pré-hippocratiques. Ce fut aussi l'époque des traductions.

En Orient, au contraire, un essor avait été donné par des chefs arabes, et nous avons vu que le calife Al Mansour, le fondateur de Bagdad, en 762, avait attiré dans sa ville nouvelle des savants, pour en faire la première ville de l'Orient. Il fit recopier les manuscrits des médecins grecs et la science s'enrichit de la connaissance des fièvres éruptives et de produits pharmaceutiques inconnus des Grecs.

Mais à Constantinople, des querelles intestines, des conspirations de palais, des guerres continuelles avec les Perses, avec les Scythes, avec les Tartares, les Sarrasins, les Turcomans n'étaient guère favorables au développement ni même à la conservation des sciences médicales.

On voit ainsi que d'Alexandrie étaient partis deux grands courants, l'un se portant vers l'Orient, en Asie-Mineure, qui a produit presque tous les médecins grecs, c'est le plus considérable ; l'autre, faible, entraîné par les Arabes et se portant vers les contrées méridionales de l'Europe, attendant qu'une main puissante, comme celle de Charlemagne, réunisse et resserre les membres épars en un corps qui s'appellera l'Université.

On pourrait envisager les médecins grecs sous un autre point de vue, faire l'analyse plus complète de leurs ouvrages, extraire, pour ainsi dire, de cette gangue les rares filons précieux, faire voir la place, si minime soit elle, que chacun a laissée dans la science ; en un mot étudier, tant au point de vue historique qu'au point de vue philosophique, la médecine grecque depuis Galien. Nous laissons cette tâche à d'autres : tel n'était pas notre but. L'esprit de notre siècle et de notre pays est peu enclin à ce genre d'études : on est entraîné par le mouvement, et dans cette course en avant, on oublie souvent et forcément le point de départ. Les choses et l'époque le veulent ainsi. On considère comme stérile tout ce qu'on ne croit pas le progrès, et cependant que de choses sont dites depuis longtemps par les anciens qu'on croit des idées ou des découvertes nouvelles ! Galien est une source abondante et féconde où il y a beaucoup à puiser. Après avoir régné en maître souverain pendant tant de siècles, il est un peu trop tombé dans l'oubli. S'il ne méritait pas cet excès d'honneur, dans les temps précédents, il ne mérite pas non plus cet excès d'indifférence de la part de nos contemporains.

APPENDICE

LA PESTE D'ATHÈNES (1).

Quatre cent-vingt-neuf ans avant Jésus-Christ, la deuxième année de la guerre du Péloponèse, au milieu de l'été, les Lacédémoniens, sous la conduite d'Archidamos, leur roi, envahissaient l'Attique, au nombre de 60,000 hommes.

Périclès, qui avait la toute-puissance à Athènes, ordonna à tous les peuples d'alentour de quitter leurs demeures et de venir s'enfermer dans la ville, avec leurs bestiaux et leurs grains. De leur côté, les ennemis détruisaient les récoltes sur leur passage.

La ville d'Athènes, qui contenait près de 30,000 habitants, est éloignée de la mer de 40 stades (8 kilomètres). Elle était réunie au port du Pirée par deux longues murailles, ayant 40 coudées (18 mètres) de hauteur, construites avec de grosses pierres liées entre elles par des tenons de fer. Elles étaient bordées par des tombes et quelques puits ou fontaines. Près de la mer, entre les deux murs, étaient les temples de Thésée et de Junon. Entre la presqu'île formée par le Pirée et les murs, s'élevaient les temples de Vénus, de Diane Munichienne, de Cérès, de Jupiter et de Minerve.

Le port du Pirée était le plus considérable des trois ports d'Athènes : il pouvait contenir 400 trirèmes. C'est là qu'abordaient tous les vaisseaux venant d'Egypte, de Sicile, d'où les Athéniens tiraient leur blé. Le Pirée n'avait été primitivement qu'une bourgade (δῆμος), et l'on n'avait pas

---

(1) *Revue scientifique*, 22 mars 1884.

songé à en faire un port avant que Thémistocle eût pris le gouvernement d'Athènes (480 av. J.-C.).

Aujourd'hui, le voyageur qui aborde au Pirée chercherait vainement les traces de ces vieux murs, détruits par le temps et par les Vénitiens qui les ont renversés pour en faire des redoutes lors de leur guerre contre la Turquie. A leur place s'élèvent de magnifiques peupliers qui bordent la route. Le port du Pirée s'est appelé Porto Leone ou Porto Dracone, à cause d'un lion en marbre blanc, qui faisait face à la mer, et que les Vénitiens ont enlevé par droit de conquête, en 1686. Un chemin de fer (σιδηρόδρομος) conduit le voyageur à Athènes en moins d'une demi-heure, à travers les vignes et les bois d'oliviers.

A l'arrivée des ennemis et obéissant aux ordres de Périclès, une foule considérable s'était réfugiée à Athènes, comme nous l'avons vu à Paris dans notre dernière guerre. En comptant les esclaves, les étrangers et les soldats, la population s'était élevée à plus de 100,000 habitants. On couchait dans des huttes privées d'air, dans les rues, jusque dans les temples. A cette époque, des vaisseaux chargés de grains étaient venus d'Égypte, où la peste existait, *dit-on* (ὡς λέγεται).

Une maladie épidémique ne tarda pas à se développer d'abord dans le Pirée, avant de gagner la ville haute. Cette maladie a été décrite par Thucydide, qui habitait Athènes et qui lui-même en fut atteint. Sa description est un modèle et a servi à Lucrèce, qui l'a reproduite (1).

Les causes de cette épidémie, connue sous la dénomination de *peste d'Athènes*, sont multiples. Il y avait eu d'abord de grandes pluies l'hiver précédent : l'été avait été extrêmement chaud et avait donné lieu à des exhalaisons méphitiques. Les fruits et les grains étaient gâtés. Nous ne ferons que rappeler, pour mention seulement, l'éclipse de soleil

---

(1) Lucrèce, *De naturá rerum*, Livre VI.

qui avait été observée à cette époque, et à laquelle on attacha une grande importance. L'encombrement était considérable ; le découragement s'y joignait. Les gens de la campagne, enfermés dans la ville entre les grands murs, étaient dans des conditions déplorables et toutes différentes de leur vie habituelle. Selon Plutarque, l'encombrement fut la cause principale de la maladie. La nourriture était mauvaise et insuffisante. L'invasion fut si subite qu'on accusa les Péloponésiens d'avoir empoisonné les puits. Et, comme dans les malheurs publics on veut toujours trouver un coupable, les accusations se portèrent contre Périclès, qu'on considéra comme l'auteur de tous ces maux. Ceux qui ont subi les douleurs morales et les privations du siège de Paris comprendront cette disposition malveillante des esprits. La maladie sévissait depuis une quarantaine de jours, lorsque les Péloponésiens quittèrent l'Attique, sans en avoir été atteints. C'est alors que Périclès entreprit une expédition en Laconie avec cent cinquante vaisseaux, qui ravagèrent les côtes du Péloponèse.

Pour la description de cette maladie, nous ne pouvons mieux faire que de laisser la parole à Thucydide.

« Il n'y avait pas de symptômes précurseurs ; on était frappé à l'improviste, en pleine santé. On éprouvait d'abord de vives douleurs à la tête ; les yeux devenaient rouges et enflammés ; à l'intérieur, le pharynx et la langue paraissaient couleur de sang ; la respiration était irrégulière, l'haleine fétide. Venaient ensuite l'éternuement et l'enrouement. Bientôt le mal descendait dans la poitrine, accompagné d'une toux violente. Lorsqu'il atteignait l'estomac, il le soulevait avec des douleurs aiguës et déterminait des évacuations bilieuses. La plupart des malades étaient saisis d'un hoquet sans vomissements et de fortes convulsions qui, chez les uns, ne tardèrent pas à se calmer et se prolongeaient chez d'autres.

« A l'extérieur, le corps n'était ni brûlant au toucher, ni blême ; il était rougeâtre, livide, couvert de petites phlyctènes et d'ulcères (φλυκταίναις μικραῖς καὶ ἕλκεσιν ἐξηνθηκός) ; mais la chaleur interne était telle qu'on ne supportait pas même les vêtements les plus légers, les couvertures les plus fines. Les malades restaient nus et se seraient volontiers plongés dans l'eau froide, comme le firent quelques malheureux qui, abandonnés à eux-mêmes et dévorés d'une soif ardente, se précipitèrent dans des puits. Cette soif était toujours la même, qu'on bût peu ou beaucoup. Le malaise résultant de l'agitation et de l'insomnie ne laissait pas de relâche.

« Tant que le mal était dans sa période d'intensité, le corps ne maigrissait pas et résistait aux souffrances. La plupart, conservant encore quelque vigueur, périssaient le septième ou le neuvième jour, consumés par un feu intérieur, ou, s'ils franchissaient ce terme, le mal descendait dans les intestins, y déterminait de fortes ulcérations suivies d'une diarrhée opiniâtre et d'une faiblesse à laquelle la plupart finissaient par succomber. Ainsi la maladie, qui d'abord avait son siège dans la tête, parcourait graduellement tout le corps de haut en bas. Si l'on échappait aux accidents les plus graves, le mal frappait les extrémités qui gardaient les traces de son passage ; il attaquait les organes sexuels, les doigts des mains et des pieds. Plusieurs en furent quittes pour la perte de ces membres ; d'autres, pour celle des yeux ; d'autres, enfin, étaient totalement privés de mémoire, et, en se relevant, ils ne reconnaissaient ni leurs proches, ni eux-mêmes.

« ... Aussi longtemps que régna cette maladie, aucune des maladies ordinaires ne se fit sentir, ou bien elles aboutissaient toutes à celle-ci... On ne trouva, pour ainsi dire, aucun remède d'une efficacité reconnue : ce qui avait réussi à l'un avait nui à l'autre. Aucune constitution, forte ou faible, ne mettait à l'abri du fléau ; il enlevait tout, quel que fût le traitement suivi. Rien n'était plus fâcheux que l'abattement de ceux qui se sentaient frappés... La contagion se propageait par les soins mutuels et les hommes périssaient comme des troupeaux (1). »

La première invasion de la maladie se prolongea deux ans; il y eut un temps d'arrêt, et, à l'entrée de l'hiver,

______

(1) Thucydide. *Hist.*, t. II, ch. 46 et suiv.

l'épidémie sévit de nouveau à Athènes. D'après Thucydide, il périt environ 4,400 fantassins et 300 cavaliers. Il n'est pas possible d'établir le chiffre de la mortalité de la population civile. Périclès perdit sa sœur, son fils Paralus, et, huit jours après, son second fils Xantippe. Il en fut atterré. Elien (1) rapporte que Socrate ne quitta pas Athènes et ne fut point attaqué par la maladie.

Le traitement fut à peu près nul, d'après Thucydide. Galien (2) dit qu'Hippocrate, pour combattre la peste, qui de l'Éthiopie envahit la Grèce, fit allumer de grands feux dans toute la ville, fit brûler des huiles parfumées, des fleurs odoriférantes.

Est-il bien certain qu'Hippocrate soit venu à Athènes pendant cette épidémie? C'est une question controversée. Galien dit qu'Hippocrate fit allumer de grands feux; mais Galien lui est postérieur de deux siècles, et il ne peut faire autorité. Si Hippocrate était venu à Athènes, est-il admissible que Thucydide n'en eût pas parlé? Aétius (3) rapporte aussi qu'Hippocrate fit allumer des feux, mais il le rapporte d'après d'autres (φάσιν, *dit-on*).

« Le silence de Thucydide sur Hippocrate, dit Littré (4), dans une maladie qui fut un événement historique, est décisif et prouve que le médecin de Cos ne fit rien de ce qu'on lui attribue en cette circonstance. Mais le récit porte en lui-même les preuves de sa propre fausseté. Hippocrate est né en 460, la peste éclata en 428, il n'avait donc que 32 ans. A cet âge, il ne pouvait avoir encore acquis la réputation que la légende lui suppose, et, surtout, il ne pouvait avoir ni fils, ni gendre à envoyer dans les différentes villes de la Grèce. »

Anglada (5) se range à cette opinion.

Quelle était la maladie décrite et connue sous le nom de

---

(1) Elien, *Hist. variées*, liv. XIII, ch. 27.
(2) Galien, Livre sur la *Thériaque*, éd. Kühn, t. XIV, p. 281.
(3) Aétius, *Tetrabibl.*, 2, liv. I, chap. 94.
(4) Hippocrate, *OEuvres*, trad. Littré, t. I, p. 39.
(5) Anglada, *Étude sur les maladies éteintes*, p. 65.

Peste d'Athènes? Différentes opinions ont été émises à ce sujet.

A la fin du siècle dernier, Willan essaya de démontrer que c'était le *small pox* (1). Il s'appuyait sur deux symptômes principaux qui sont les phlyctènes et les petites ulcérations. Daremberg (2), d'après l'origine éthiopienne, l'éruption phlycténoïde, l'époque de la mort au neuvième jour, et quelques autres signes non caractéristiques, croit à une variole compliquée de typhus; mais Thucydide fait observer que, pendant la durée de cette maladie, toutes les autres disparurent. Le siège de Paris en 1870-71, qui a présenté quelques analogies avec l'état d'Athènes au temps de Périclès, ne nous a pas montré cette association sans exemple de variole et de typhus. Nous ne connaissons pas dans la variole d'exemple de ces impulsions locomotrices ou suicides. Rappelons en outre que les pustules de variole ont pour caractère principal de se dessécher et non de se transformer en ulcères. Quant aux autres symptômes, ils sont ceux des fièvres en général. D'un autre côté, une maladie qui, comme la variole, laisse des cicatrices indélébiles, n'aurait-elle pas fixé l'attention des médecins, des historiens ou des poètes, qui lui auraient consacré au moins quelques lignes dans leurs écrits? Comment expliquer sa disparition jusqu'au VI° siècle après J.-C.? La gangrène des membres ne s'observe qu'exceptionnellement, même dans la variole gangréneuse. A. Krauss (3) semble croire à la variole, mais sans s'appuyer sur des preuves plus certaines.

Collier (4) pensait que la peste d'Athènes était une variété de scarlatine, compliquée d'angine maligne. Il constate que

---

(1) *Miscellaneous works....*, éd. Ashby Smith, London, 1821, chap. 2 et 3, p. 35 et 47.

(2) *Notes sur l'endémicité de la peste en Orient.* — Prus. *Rapport à l'Académie de médecine sur la peste et les quarantaines*, pièces et documents, 1846, p. 238.

(3) *Disquisitio historico-medica de natura morbi Atheniensium.* — Stuttg., 1831. — Littré, t. V, p. 62.

(4) Collier, *The history of the plague of Athens.* London, 1857.

la mort survient dans la scarlatine maligne, du septième au neuvième jour, et que jamais la scarlatine n'attaque deux fois le même individu. Mais cette non-récidive n'est pas une raison suffisante pour soutenir cette opinion. La rougeur et l'inflammation des yeux, du pharynx et de la langue s'observent aussi dans la rougeole. La peau, chez les pestiférés d'Athènes, n'avait pas la coloration générale caractéristique de la scarlatine ; mais on observait de petites vésicules et des ulcérations. Nous ne connaissons pas, dans la scarlatine, d'exemples de perte des yeux, ni d'ulcères gangréneux amenant la perte des membres. Dans la scarlatine, on n'observe guère l'abattement signalé par Thucydide. Le seul symptôme qu'on pourrait invoquer serait la chaleur excessive constatée chez les malades.

Serait-ce une peste charbonneuse ? Mais Thucydide ne parle que de petites phlyctènes et d'ulcères. Il ne parle ni d'anthrax, ni de charbon, qui étaient bien connus et décrits de son temps. Georgiades(1) croit que ces phlyctènes étaient les pustules de la peste ; mais c'est une opinion qu'il émet sans preuves convaincantes.

Anglada croit voir dans cette maladie l'individualité de la peste antique. « L'éruption spéciale qui couvrait la peau de pustules ulcérées, la mortification des globes oculaires, des parties génitales et des extrémités, sans compter d'autres symptômes sur lesquels je n'ai point à revenir, appartiennent en propre à la peste antique et assurent son individualité (2). »

Mais ce qui caractérise surtout la peste, ce sont les bubons qu'on observe au-dessous de l'arcade crurale, à l'orifice interne du canal crural, au pli de l'aine, au cou, à l'angle de la mâchoire, dans l'aisselle. Ils apparaissent le deuxième ou le quatrième jour. A ces bubons se joignent quelquefois des charbons sur les différentes parties du corps. Ils manquent dans la moitié des cas. Ces bubons ont été signalés par tous

---

(1) Georgiades, *Diss. de peste Atheniensi.* Halæ, 1815, in-4°, p. 23.
(2) Anglada, *Ouv. cit.*, p. 78.

les historiens byzantins, Agathias, Georgius Cedrenus, Michel Glycas, Procope, Cantacuzène (1), etc.

L'absence des bubons caractéristiques éloigne de notre esprit toute idée de peste, bien que nous sachions que des pathologistes admettent une peste *avec* bubons et une peste *sans* bubons, comme ils admettent une variole *sine variolis*.

M. Lefèvre-Douvillé (2) croit trouver une autre explication, et il émet une opinion qui a le mérite de la nouveauté. Pour lui, il pense qu'il existe une grande analogie entre les symptômes signalés par Thucydide et ceux de la méningite cérébro-spinale épidémique. A la première période, il y avait céphalalgie, phlegmasie des muqueuses, soif excessive, apparition des pustules sur la peau. A la seconde, diarrhée, prostration, marasme, perte de la vue, troubles intellectuels, gangrène des extrémités. Mais ce ne sont pas là les symptômes caractéristiques de la méningite cérébro-spinale épidémique.

La mauvaise qualité des blés pourrait faire penser à l'ergotisme. Les accidents produits par l'ergot étaient connus des Grecs et des Romains. Les symptômes de l'ergotisme gangréneux consistent dans un état soporeux, des troubles digestifs, l'engourdissement des membres, la rougeur érysipélateuse de la peau, sans signes de phlegmasie. La rougeur commence par les extrémités des membres pour s'étendre jusqu'à leur racine. Le sphacèle termine la désorganisation, et il présente toujours les caractères de la gangrène sèche. D'ailleurs, l'idée d'intoxication s'accommode assez mal avec l'importation et la contagiosité.

Mais si nous comparons la maladie décrite par Thucydide avec celle qui est désignée sous les noms de *typhus des camps*, *typhus des armées*, *typhus exanthématique*, nous y trouvons beaucoup d'analogie. En effet, dans ces typhus,

---

(1) *Coll. hist. Byzant.*, éd. Niebuhr, græc.-lat. Bonnæ, 1828. Voir *Supra*, p. 123.

(2) *Essais médico-littéraires sur les anciens*. Thèse pour le doctorat en médecine. Paris, 1858.

en dehors des causes qui furent les mêmes, on constate l'exanthème, le délire violent, se manifestant par des impulsions locomotrices ou suicides ; la gangrène des extrémités, gagnant quelquefois les joues, les lèvres, les parties génitales. ·

Thucydide a signalé la soif inextinguible qu'on a observée dans l'épidémie de Nimègue, en 1635 ; dans l'armée de Charles-Gustave, roi de Suède, lors de la guerre de Pologne, en 1656 ; — dans l'épidémie de Bohême, en 1771-1772 ; — dans le typhus de 1813, à Wilna.

On a noté la gangrène des extrémités dans l'épidémie qui sévit sur l'armée de Maximilien II dans la guerre contre les Turcs, en 1566 ; — dans l'épidémie observée à bord des vaisseaux de la station danoise, en 1788 ; — dans les épidémies de Cracovie, de Langres, en 1806 ; — dans l'épidémie de Prusse, en 1807 ; — dans l'armée anglaise à Portsmouth, à son retour d'Espagne ; — dans l'épidémie de 1812 et de 1813. Dans l'épidémie observée en Finlande, en 1870, M. Estlander (1) a constaté 31 cas de gangrène des extrémités.

« La gangrène, dit Jaccoud, notamment celle des extrémités, est au nombre des suites les plus redoutables et les plus communes ; la fréquence de cet accident est plus grande que dans le typhus abdominal, au moins pour certaines épidémies, et tandis que dans cette dernière maladie le sphacèle est presque toujours, pour ne pas dire toujours, la conséquence d'une obturation artérielle ; dans le typhus exanthématique, il n'en est pas ainsi... La gangrène peut également affecter les joues, le scrotum, les grandes et les petites lèvres (2). »

Si, d'un autre côté, nous voulons rappeler les principaux symptômes du typhus exanthématique, nous trouvons à la première période ou période d'invasion, qui dure de trois à cinq jours, le frisson, l'abattement, la céphalalgie, les *impulsions locomotrices*, la rougeur des yeux, la toux, etc. A la deuxième période, on observe l'exanthème, qui consiste

---

(1) *Archiv f. klin. Chir.*, 1870, p. 453-517.
(2) Jaccoud, *Traité de pathologie interne*, 7e éd., t. III, p. 699.

en taches d'un rose plus ou moins vif, en pétéchies, suda-
mina, herpès, vésicules, etc. Le délire apparaît avec des conceptions erronées, bizarres, des impulsions locomotrices,
suicides, etc., puis survient l'affaiblissement du cœur. La
troisième période est suivie de complications thoraciques,
érysipélateuses, anthracoïdes, d'eschares, de phlegmasies
oculaires, de *gangrène des extrémités*, etc.

Ne trouvons-nous pas là l'ensemble des symptômes si
exactement exposés par l'historien grec ?

La maladie décrite par Thucydide rentrerait-elle dans la
catégorie de celles qu'Anglada a désignées sous la qualification de *maladies éteintes*, ainsi qu'il semble l'indiquer dans
son livre (1) ?

C'est là une opinion fort contestable. Tout récemment
s'est développée dans la Turquie d'Asie une maladie qui
présente de grandes ressemblances avec la maladie qui
nous occupe ; un médecin grec, M. Végléris, a publié une
relation (2) qui jette, selon nous, un jour nouveau sur cette
question importante au point de vue épidémiologique.

Ancyre ou Angora (aujourd'hui Engürieh) est une ville
d'Anatolie, éloignée de Constantinople de plus de huit
journées, n'ayant pas de chemin de fer, ni de fleuve navi-
gable. Elle est arrosée à son pied par une petite rivière,
l'Halys (Kizil-Ermak), appelée aussi fleuve Rouge, à cause
de la couleur de ses eaux et par la Sakaria, qui coulent de
chaque côte. Ancyre est à une altitude de 1,800 à 2,000
mètres.

Les habitants vivent du produit de leurs troupeaux de
chèvres. Les récoltes de 1874 avaient manqué; l'hiver avait
été rude et long, les importations presque impossibles. En
mai 1875, les chameaux avaient peine à arriver à Ancyre ;
les oiseaux mouraient par milliers; faute d'aliments. Il n'y
avait plus ni oiseaux de basse-cour, ni gibier. La perte des

----

(1) *Ouv. cité*, p. 78.
(2) Γαληνός, journal de médecine d'Athènes (n°s 8, 9 et 10 de
1880).

chameaux et des troupeaux se comptait par cent mille. Sur des troupeaux de 17,000 têtes, on en conservait à peine 17, et cela, comme par miracle. C'est donc la famine qui fut cause de la maladie.

Nous laisserons la parole à M. Végléris, en le traduisant scrupuleusement.

« Ceux qui étaient frappés par la maladie d'Ancyre étaient consumés par une fièvre très forte, durant plusieurs jours, amenant la sécheresse de la bouche et donnant une température axillaire de 39° à 40°. Les malades étaient brûlés par une soif très vive, à ce point qu'ils se jetaient quelquefois dans les ruisseaux, dans les rivières ou séjournaient près des fontaines (1). Ils restaient une semaine sans manger, présentant souvent des symptômes encéphaliques, sans diarrhée, ou bien il survenait une crise favorable. Les manifestations de la maladie se montraient aux pieds, aux mains, aux testicules, aux parotides, aux aisselles, aux aines, aux yeux, au visage, etc. C'est ainsi que la maladie se résolvait; mais l'œdème ou l'abcès devenait vite phlegmoneux et se terminait en une eschare ichoreuse. Les parties molles tombaient et la nature seule, sans la science des médecins, suffisait à leur élimination. Quelquefois les malades succombaient dans de terribles souffrances; souvent ils guérissaient. »

M. Végléris a vu, en mai 1875, cette terminaison par gangrène chez une jeune fille de Kirsakir, qui avait les deux mollets sphacélés. A Nallinchan, sur le sommet du mont Kabatsik, en juillet 1875, il vit une jeune fille de 16 ans qui avait les os de la jambe gauche dénudés, depuis le pied jusqu'au genou : ces os étaient blancs comme ceux d'un squelette. Il vit beaucoup d'hommes ayant perdu l'ouïe, les uns tout à fait, les autres à demi. D'autres avaient perdu la mémoire, étaient devenus aphones, avaient perdu la vue,

---

(1) Ἐκαίοντο ὑπὸ δίψης ἀκορέστου, ὥστε πολλάκις ἐρρίπτοντο εἰς τοὺς παρατυγχάνοντας ῥύακας καὶ ποταμούς, ἢ παρὰ τὰς κρήνας διημέρευον, p. 144.

l'extrémité du nez, les doigts des mains ou des pieds qui tombaient en gangrène, comme on l'observa souvent chez les soldats ottomans dans la dernière guerre turco-russe. Il a vu la dénudation des testicules et la fonte purulente des ganglions de l'aisselle et de l'aine.

Sur la nature de cette maladie, M. Végléris s'exprime ainsi : « Cette maladie que Thucydide appelle λοιμὸς τῶν Ἀθηνῶν, la *peste* d'Athènes, et que nous appelons la peste d'Ancyre, est à proprement parler un typhus, occasionné par la famine et la pourriture, sévissant sur les soldats et dans les villes, par suite de la famine, du froid et d'une mauvaise nourriture (1). »

Il sera bien difficile, pour ne pas dire impossible, de faire oublier la dénomination de *peste* donnée à la maladie que Thucydide a décrite. Nous ne dirons rien des deux mots λοιμός (peste) et λιμός (famine) sur lesquels il s'arrête un instant. Ce qui expose à une confusion, c'est le sens que l'on donne communément au mot λοιμός, employé par Thucydide, et qu'on traduit par le mot *peste*, en prêtant à ce mot français le sens précis qu'il n'a pas en pathologie.

Λοιμός signifie, dans l'esprit des écrivains, une maladie destructive, φθοροποιὸς νόσος, la maladie grave par excellence.

Pour Galien, λοιμός est la maladie qui attaque en même temps un certain nombre d'individus, par la corruption de l'air : il donne encore à ce mot la signification de maladie épidémique, funeste, pernicieuse. D'après Thucydide, λοιμός, c'est la destruction des hommes frappés par la maladie.

En latin, les mots *pestis*, *lues*, signifient, pour les gens du monde, *peste*, *fléau*, mais non avec le sens qu'on leur donne en médecine. *Pestis*, c'est la maladie en général, *pro quavis miseria et exitio* (Du Cange). Forcellini (2) définit ainsi le mot *pestis* : — *Nomen est generale omnis mali, perniciei, morbi*, etc. On voit donc qu'il y a loin entre ce sens et celui qu'on donne au mot *peste* en pathologie.

---

(1) *Journal cité* page 158.
(2) Forcellini. *Totius latinitatis Lexicon.*

Ce n'est d'ailleurs qu'au vi^e siècle que le mot *peste* a été réservé pour désigner exclusivement la peste d'Orient, inguinale ou bubonique.

De toutes ces considérations, il résulte pour nous que la maladie décrite par Thucydide, sous le nom de λοιμός, n'était pas la *peste* proprement dite, peste à bubons, mais une maladie épidémique ayant tous les caractères de celle que nous appelons aujourd'hui *typhus des camps* ou *des armées*, *typhus exanthématique*.

ÉTUDE MÉDICALE SUR LA RETRAITE DES DIX MILLE,

PRÉCÉDÉE DE CONSIDÉRATIONS SUR LA MÉDECINE MILITAIRE DANS LES ARMÉES GRECQUES (1)

Quand nous voyons un corps d'armée avec son organisation médicale, quelque insuffisante qu'elle soit, nous nous reportons involontairement vers les temps anciens, et nous nous demandons s'il y avait une organisation analogue à la nôtre chez les nations conquérantes de l'antiquité.

Cinq peuples principaux occupent la scène dans les temps éloignés : les Hébreux, les Egyptiens, les Perses, les Grecs et les Romains. Nous ne nous occuperons ici que des Grecs, et nous n'en dirons que très peu de mots, comme préambule nécessaire de ce travail, et pour montrer qu'un service médical plus ou moins organisé ne faisait point défaut dans les armées de la Grèce antique.

I

Tout le monde connaît, par l'*Iliade*, Machaon et Podalire. Le nom de Machaon revient plus souvent dans Homère que celui de Podalire ; on a pensé que le premier était surtout chirurgien et que le second était plus spécialement chargé de l'hygiène, ἀσκεῖν τὰ περὶ τὴν δίαιταν (2). Arctinus, de Milet, qui vivait 770 ans avant Jésus-Christ, a chanté en deux livres *La destruction de Troie*. On peut le considérer comme le continuateur d'Homère. Quelques fragments

---

(1) *Gazette hebdomadaire*, 1879, n° 25.

(2) Eustathius, *Commentarii ad Homeri Iliadem* (texte grec). Lipsiæ, 1825-1828, in-4, t. III, p. 49.

de son poème sont conservés dans la *Chrestomathie* de Proclus, et, en parlant de Machaon et de Podalire, il dit que le premier avait la main plus légère pour l'extraction des traits et pour le pansement des blessures, tandis qu'il avait été donné à l'autre de reconnaître les maladies cachées et de faire des cures incroyables :

> Τῷ δ'ἄρ' ἀκριβέα πάντ' ἐνὶ στήθεσσιν ἔθηκεν
> Ἀσκόπα τε γνῶναι, καὶ ἀναλθέα οἰάσκεσθαι.

Que Machaon ait été chirurgien et Podalire médecin, il n'y a là qu'une question de spécialité sans grande importance pour nous. Il est établi, et c'est le point essentiel, que deux personnages principaux ont eu la direction du service médico-chirurgical du corps d'occupation grec dans le siège de Troie, et que ces deux personnages étaient Machaon et Podalire, Machaon occupant le premier rang.

Etaient-ils les seuls deux médecins de l'armée grecque ? Assurément non ; car nous voyons plus loin qu'Idoménée, rencontrant un Grec blessé au jarret et porté par ses compagnons d'armes, le fit confier *aux médecins* (1) :

> . . . . ὁ δ' ἰητροῖς ἐπιτείλας
> 'Ἤιεν ἐκ κλισίης.

Plus loin encore, Homère parle des médecins qui connaissaient beaucoup de médicaments ou polypharmaques :

> ..... ἰητροὶ πολυφάρμακοι ἀμφεπένοντο (2).

Chaque nation devait avoir ses médecins ; Homère ne nous en fait connaître que deux.

Ælius Dionysius, d'après Eustathius, rapporte qu'il y avait aussi des femmes qui exerçaient la médecine (3).

Dans les armées grecques, le rôle des médecins n'était

---

(1) Arctini. *Ilii excidium*, cycli fragmenta, *in* Homère. Ed. Didot, in-8, p. 599.

(2) *Iliade*, ch. XIII, v. 213.

(3) Eustathius, *ouv. cit.*, t. III, p. 49.

pas tout médical. Dans le dénombrement de la flotte (1),
Homère nous apprend que Machaon et Podalire commandaient à trente vaisseaux portant les guerriers de Tricca,
d'Ithome et d'Æcholie, dans le Péloponèse. Les médecins
étaient mêlés aux combattants et prenaient part à l'action.
Dans le chant IV, quand Ménélas est blessé, Agamemnon
envoie le héraut Talthybius chercher Machaon, « qu'il
trouva debout au milieu de la foule belliqueuse des guerriers qui l'avaient suivi de Tricca ». Dans le chant XI, nous
voyons Machaon lui-même blessé à l'épaule par Pâris d'une
flèche à trois pointes. La consternation fut grande chez les
Grecs, et Idoménée prescrivit à Nestor d'emporter Machaon
sur son char et de le conduire aux vaisseaux ; car, dit-il,
un médecin à lui seul vaut beaucoup d'autres hommes (2) :

'Ιητρὸς γὰρ ἀνὴρ πολλῶν ἀντάξιος ἄλλων.

Bien qu'Homère ne précise pas la manière dont se faisait
le service médical chez les Grecs, il en dit assez pour nous
faire savoir que les blessures légères étaient soignées sur le
lieu du combat, et que les guerriers atteints de blessures
plus graves étaient emportés par leurs compagnons dans
leurs tentes ou vers les vaisseaux, qui étaient ce que nous
appellerions aujourd'hui l'ambulance divisionnaire.

Un passage d'Hippocrate (3) ne donne sur la chirurgie
d'armée que des indications générales. Mais il nous faut
mentionner tout particulièrement un de ses contemporains,
Ctésias, originaire d'Ionie, et, selon Galien, appartenant à
la famille des Asclépiades et parent d'Hippocrate (4). Il
vint en Perse, selon quelques auteurs, 416 ans avant Jésus-
Christ ; mais on ne sait ce qui l'amena dans ce pays. Les
uns, d'après Diodore de Sicile, pensent qu'il fut fait prison-

---

(1) *Iliade*, ch. II, v. 729.
(2) *Iliade*, ch. XI, v. 514.
(3) *Le médecin*, § XIV.
(4) Galien, éd. Basileæ, 1538, in-fol., t. V, p. 652, l. 51. — Dio·
dore de Sicile, *ouv. cit.*, liv. II, ch. XXXII.

nier par les Perses et que ses connaissances le firent accueillir comme médecin à la cour d'Artaxerxès, où il séjourna dix-sept ans. On ne sait pas exactement à quelle bataille, mais assurément ce n'est pas à celle de Cunaxa, puisqu'il était déjà dans l'armée d'Artaxerxès. La présence de médecins dans les armées perses est hors de doute, et on faisait, dans ce pays, grand cas des médecins grecs; aussi Ctésias y jouit d'un grand crédit. Nous le retrouverons à la bataille de Cunaxa.

On s'est demandé s'il existait à cette époque des endroits spéciaux, sortes d'hôpitaux réservés aux soldats malades ou blessés, et on a cherché à s'appuyer sur un passage de Strabon où il dit qu'il y avait à Epidaure des temples consacrés à Esculape (1). Mais ces temples ou Asclépions n'étaient pas réservés aux soldats ; ils étaient publics et non spéciaux.

Xénophon, d'un autre côté (2), rapporte que des médecins suivaient l'armée lacédémonienne en campagne et se tenaient non loin du roi, sur le champ de bataille, avec les joueurs de flûte et les devins (3). Ces médecins devaient être, d'après Littré (4), des prêtres d'un des temples d'Esculape, à Lacédémone.

Après ce court historique, nécessaire pour nous renseigner sur l'existence d'un service médical dans les armées grecques, nous arrivons à la mémorable retraite des Dix mille à travers l'Asie Mineure, retraite connue et écrite sous le nom d'*Anabase*, et dont XÉNOPHON fut le général en chef et l'historien. Nous ne l'envisagerons qu'au point de vue médical, et Xénophon nous fournira des documents d'une netteté et d'une précision extraordinaires.

---

(1) Strabon, *Géographie*, liv. VIII, chap. xv.
(2) *Gouvernement des Lacédémoniens.*
(3) Xénophon. *ouv. cit.*, ch. xiv, éd. Haase.
(4) *Introduction aux œuvres d'Hippocrate*, t. I, p. 6.

Un mot d'abord sur le pays qui fut le théâtre de cette expédition.

La contrée désignée, depuis l'époque des empereurs byzantins, sous la dénomination d'Asie-Mineure — aujourd'hui Anatolie — est un vaste pays d'une superficie au moins égale à celle de la France, occupant la région la plus occidentale de l'Asie, entre la mer Noire et la mer de Marmara au nord, l'archipel à l'ouest et la mer Méditerranée au sud. A l'est, l'Arménie lui est contiguë et s'étend jusqu'aux frontières de la Russie et de la Perse.

Ces deux vastes contrées s'étendent de 23°,35 à 46 degrés de longitude Est et de 36 degrés à 42°,8 de latitude Nord. Elles sont constituées par deux immenses plateaux principaux, qui sont le plateau de l'Asie-Mineure proprement dite, situé entre les chaînes du Taurus et de l'Anti-Taurus, d'environ 2000 mètres d'altitude, et le plateau de l'Arménie à l'Est, depuis le mont Amanus jusqu'au mont Ararat, dont l'altitude varie entre 3000 et près de 5000 mètres, et dont le mont Ararat occupe le point le plus élevé (5155 mètres). Les monts Carduques, appelés plus tard Gordyens et aujourd'hui *Giundi*, en sont une dépendance.

Une autre chaîne de montagnes borde le littoral de la mer Noire et est désignée sous le nom caractéristique de monts Pontiques : c'est une ramification de l'Anti-Taurus. Le plateau de l'Asie-Mineure ou Anatolie donne naissance à plusieurs cours d'eau, dont trois principaux se jettent dans la mer Noire, deux dans l'Archipel (dont le Méandre) et un dans la Méditerranée (le Cydnus).

Le plateau de l'Arménie donne naissance à deux grands fleuves, auxquels se rattachent de nombreux souvenirs historiques et sur lesquels opéreront les soldats de Xénophon : le Tigre et l'Euphrate. Le Tigre reçoit sur sa rive gauche un certain nombre d'affluents, dont le grand Zab (Ζαπάτας) guéable avant la fonte des neiges, et le petit Zab arrêteront un moment la petite armée grecque.

D'autres nombreux cours d'eau, sans importance pour nous et pour notre armée, parcourent et arrosent cette contrée.

Les lignes isothermes sont les mêmes que pour l'Espagne et l'Italie, et la température moyenne dans la plaine est de 15 à 20 degrés ; mais il n'en est plus ainsi quand on s'élève sur les hauts plateaux, couverts de neiges perpétuelles. Le froid y est très rigoureux, la végétation mauvaise ou presque nulle. Rappelons qu'en 1843 le docteur Barbier, médecin de quarantaine à Kars, a péri dans les neiges en se rendant d'Erzeroum à Kars (1). Par contre, dans les plaines de la Mésopotamie, la chaleur est parfois insupportable. Cyrus en avait averti les Grecs lorsqu'il leur dit : « L'empire de mes pères s'étend, vers le midi, jusqu'à des pays que la chaleur rend inhabitables aux hommes ; du côté de l'Ourse, jusqu'à des terres glacées (2)... »

Tel est le pays que dut parcourir, quatre cents ans avant l'ère chrétienne, une petite armée grecque composée de dix mille hommes environ, conduite par Xénophon, au milieu de peuplades ennemies et barbares, sans vivres, sans connaissance des lieux, obligée de se confier la plupart du temps à des guides infidèles, ayant à lutter contre les hommes, contre la faim, contre le froid, voyageant par petites étapes de quatre à cinq lieues, traversant des montagnes sans routes, des rivières sans ponts ni bateaux, et, malgré ces conditions désastreuses, sachant tout braver et imposer partout le respect du nom grec.

II

Darius II, roi de Perse, avait laissé en mourant deux fils, Artaxerxès surnommé Mnémon, à cause de sa remarquable mémoire, et Cyrus le Jeune. Le premier, qui était l'aîné, eut pour héritage le trône de Perse ; le second eut un gouvernement important dans l'Asie-Mineure. Peu satisfait d'être soumis à son frère, il leva une armée considérable que Xénophon évalue à plus de cent mille hommes

______

(1) *Gaz. médic.*, 1844, p. 89.
(2) Xénophon, *Anabase*, liv. I, ch. XII.

non compris treize mille Grecs mercenaires que Cyrus avait enrôlés sans leur faire connaître le motif réel de son expédition.

Nous ne suivrons pas l'armée de Cyrus depuis Ephèse et Sardes jusqu'au champ de bataille de Cunaxa, en Babylonie pendant les quatre-vingt-treize étapes parcourues, soit cinq cent trente lieues (2140 kilomètres). Elle trouva des vivres sur son passage, outre ceux qu'elle emportait avec elle. Cyrus, en chef habile et sage, ménageait ses troupes et accordait toujours quelques jours de repos après les étapes un peu longues. Il y a de cela près de deux mille ans, et nous ne faisons pas autrement aujourd'hui. Depuis le départ de Sardes, il y avait eu près de cent journées de séjour. On voit qu'à cette époque l'hygiène du soldat n'était pas négligée, et que Cyrus mettait en pratique ce grand principe administratif que nous lisons dans la *Cyropédie* : « Pour la santé, j'ai entendu dire et j'ai vu que, comme les villes qui veulent être en bonne santé se choisissent des médecins, les généraux emmènent avec eux des médecins pour leurs soldats ; par conséquent, à peine entré en fonctions, je m'en suis préoccupé, et je crois, mon père, que j'ai avec moi des hommes habiles dans l'art médical » (1) ; car, dit-il un peu plus haut, qu'est-ce qu'une armée sans la santé ? Τίδ'ἄνευ τοῦ ὑγιαίνειν ;

C'est à Cunaxa que se termina la lutte entre les deux frères Artaxerxès et Cyrus. Cette bataille est admirablement décrite par Plutarque et surtout par Xénophon, et les deux chefs payèrent de leur personne. Artaxerxès fut blessé d'un javelot dans la poitrine (κατὰ τὸ στέρνον), et il reçut les soins de son médecin Ctésias, qui était près de lui. Au moment où Cyrus venait de blesser son frère, il était blessé lui-même d'une javeline entre la tempe et l'œil : il y eut écoulement de sang, vertige ténébreux, syncope. Cyrus renversé de son cheval, revint à lui ; on le souleva pour marcher, la tête penchée sur l'épaule ; il reçut alors une nouvelle bles-

____

(1) Xénophon, *Cyropédie*, liv. I, ch. vi.

sure dans le jarret, tomba la tête contre une pierre et mourut sur le coup (1).

Le nombre des morts fut considérable : Ctésias l'évaluait à neuf mille du côté d'Artaxerxès et à vingt mille du côté de Cyrus. Diodore de Sicile, au contraire, porte à quinze mille les morts d'Artaxerxès et à trois mille seulement ceux de Cyrus (2). Nous sommes de l'avis de Plutarque, qui trouve ces chiffres contestables.

Cunaxa était à trois étapes de Babylone.

A partir de ce moment les événements devinrent plus sombres pour les Grecs. Il en restait environ dix mille qui refusèrent de se soumettre aux Perses et ne voulurent pas revenir en Grèce par le même chemin, dans la crainte de manquer de vivres. C'est alors que commença pour eux la fameuse retraite avec toutes ses privations.

A l'aide de guides, l'armée grecque arriva vers des villages où l'on trouva en abondance du blé et d'autres aliments fournis par les palmiers, nombreux dans ces contrées. Les palmiers sont pour ces peuples ce que sont pour nous les graminées. Les bourgeons terminaux des palmiers et surtout de l'*Euterpe edulis*, appelés choux palmistes, se mangent cuits comme les artichauts. La sève des palmiers se convertit en une liqueur vineuse fort capiteuse, dont burent les soldats grecs, et avec un peu d'excès.

Entourés d'ennemis, privés de leurs généraux massacrés dans un guet-apens, arrêtés par des fleuves presque infranchissables, abandonnés seuls et sans cavaliers pour protéger leur retraite, les Grecs élurent pour général Xénophon.

---

(1) Plutarque, *Vie d'Artaxerxès*, éd. Teubner. Lipsiæ, p. 116, 117.

(2) Diodore de Sicile, *Hist. univ.*, liv. XIV, ch. XXIV.

La petite armée remonta le Tigre, ayant à essuyer des escarmouches continuelles, et arriva à des villages avec d'assez nombreux blessés, puisqu'on y établit huit médecins, καὶ ἰατροὺς κατέστησαν ὀκτώ (1). Ce placement des malades dans les villages voisins était usité chez les Grecs; car plus loin, lorsque l'armée de Xénophon arriva à Cotyore, sur le rivage du Pont-Euxin, il nous apprend que les habitants de cette localité refusèrent d'abord de recevoir ses malades. Le service médical ne devait rien laisser à désirer quant au nombre, car on ne peut supposer que tous les médecins fussent ainsi détachés de l'armée; en tous cas, ce serait un médecin pour un millier d'hommes.

Nous laisserons les Grecs traverser les monts Carduques, passer le fleuve Centrite (Khabour); mais après quelques rudes étapes, nous les retrouverons à leur entrée dans l'Arménie.

Ici tout sembla conspirer contre eux; s'ils crurent se trouver au milieu de populations un peu moins hostiles, par contre ils eurent à lutter contre toutes les rigueurs de l'hiver. La neige tomba si serrée qu'elle couvrit les hommes et les bêtes, qu'elle engourdit. Pour garantir les parties exposées au froid, on les frottait de matières grasses, de saindoux, d'huile de sésame, d'amandes amères, de térébenthine. Les soldats russes de la Sibérie se graissent encore le nez et les oreilles pour éviter la congélation de ces parties.

Dans notre retraite de Russie, Larrey recommandait les frictions avec la neige et la glace, « en ayant la précaution d'en faire une application relative (2). »

La petite armée grecque continua néanmoins à marcher sous la conduite de guides, et passa l'Euphrate à sa source, ayant de l'eau jusqu'à la ceinture. Après trois jours d'une marche pénible, on eut à essuyer un vent du nord très froid, qui glaçait les hommes, avec une neige d'une brasse d'é-

---

(1) Xénophon, *Anabase*, liv. III, § 4, et liv. V, § 5.
(2) Larrey, *Mémoires et campagnes*, t. IV, p. 138.

paisseur, de sorte qu'il périt beaucoup de bêtes de somme,
d'esclaves et une trentaine de soldats.

Tout le jour suivant on marcha dans la neige, et beaucoup d'hommes éprouvèrent le sentiment pénible d'une faim
dévorante; ils furent atteints de boulimie, selon l'expression
de Xénophon, πολλοὶ τῶν ἀνθρώπων ἐβουλιμίασαν (1). Brutus, d'après
Plutarque, éprouva aussi le même sentiment et faillit en
périr. Dans notre désastreuse campagne de 1812, un des médecins qui partagea les douleurs et les privations de notre
armée, a constaté les mêmes phénomènes chez nos soldats.
« Le froid sec, dit-il, accroît tellement l'activité des forces
digestives, qu'il porte le sentiment de la faim jusqu'à la
douleur, lorsque l'on n'a aucun aliment à introduire dans
l'estomac; il en résulte alors cette espèce de névrose appelée boulimie, qui amène la langueur, l'inappétence, la dé-
faillance et la mort (2). » C'est ce qu'éprouvèrent nos pauvres soldats en Russie.

Xénophon rapporte qu'il vit à l'arrière-garde un certain
nombre de soldats gisant à terre, avec ces douleurs atroces
de la faim canine, et qu'il les guérit en leur donnant les
comestibles qu'il trouva dans les équipages.

Enfin on arriva à un village où les soldats se logèrent
comme ils purent; ceux qui ne trouvèrent pas de gîtes succombèrent faute de vivres et de feu, ἄσιτοι καὶ ἄνευ πυρός. Les
malades furent portés aux villages voisins.

On laissa en arrière quelques soldats que la neige avait
aveuglés ou à qui la neige et le froid avaient gelé les doigts
des pieds. Quelques-uns furent atteints de photophobie; ils
se garantissaient les yeux contre la neige en les couvrant
avec quelque étoffe noire et légère. Le repos était mortel

----

(1) Xénophon, *Anab.*, liv. IV, § 1.
(2) Moricheau-Beaupré, *Des effets et des propriétés du froid, avec
un aperçu historique et médical sur la campagne de Russie.* Thèse de
Montpellier, 1817, n° 90, p. 69, 128.

aux uns, nuisible à tous. Xénophon donnait l'exemple, était toujours à pied, employait les moyens de rigueur, le bâton même, pour forcer à la marche ceux qui restaient en arrière, Il avait appris par sa propre expérience combien le repos était dangereux, car s'étant assis pendant un grand froid, pour attendre quelques soldats qui chargeaient leurs bagages, il éprouva une peine infinie à se remettre en marche (1).

Tous les médecins militaires savent l'importance de la chaussure chez le fantassin. L'armée de Xénophon eut encore à souffrir de ce côté. Les premières chaussures étant usées, on dut en fabriquer avec du cuir de bœuf nouvellement écorché. Ordre avait été donné aux soldats de se déchausser la nuit ; ceux qui négligèrent de s'y conformer ne tardèrent pas à être victimes de leur incurie, car les courroies pénétraient dans les pieds et les sandales se durcissaient par la gelée.

Quant aux bêtes de somme, un chef de village avait indiqué un moyen assez ingénieux de leur faciliter la marche dans la neige : c'était de leur attacher des sacs aux pieds.

Après une quarantaine d'étapes coupées par des temps de repos, on aperçut enfin la mer, et on arriva au pays des Macrons, où les soldats firent usage d'un miel qui produit des effets assez singuliers. Ceux qui en mangèrent éprouvèrent du délire, des vomissements, de la diarrhée avec impossibilité de se tenir sur les jambes. Ceux qui en avaient mangé peu étaient semblables à des gens ivres ; ceux qui en avaient mangé beaucoup étaient semblables à des fous furieux ou à des moribonds. Ils gisaient à terre dans une grande prostration. Personne ne succomba ; le délire disparut peu à peu, et le troisième ou le quatrième jour, chacun put se lever, comme après une purgation.

Nous ne connaissons pas ce miel ; cependant il est indiqué

---

(1) Xénophon, *Anab.*, liv. V, § 7.

dans Pline, qui le décrit ainsi : « Dans la même partie du Pont, au pays des Sannes, il est une autre espèce de miel appelé *mœnomenon* (μαινόμενον μέλι), à cause de la folie qu'il produit. On attribue cette malfaisance à la fleur du rhododendron, dont les forêts sont remplies (1). » Notons en passant que, dans le pays des Mosynœciens, Xénophon se trouva au milieu d'une peuplade barbare, dont les enfants étaient remarquables par leur embonpoint, à cause de leur principale nourriture, qui consistait en châtaignes bouillies.

Après une retraite de 620 lieues en 122 jours de marche et presque autant de repos, la petite armée grecque arriva à Cotyore. Huit mois s'étaient écoulés depuis la bataille de Cunaxa, et sur 10,000 hommes il n'en restait plus que 8600 ; 1400 hommes avaient péri par le fer, la neige ou les maladies.

L'armée grecque avait mis sept mois pour se rendre d'Éphése à Cunaxa ; elle avait en 93 journées de marche parcouru 530 lieues, c'est-à-dire en moyenne un peu plus de 5 lieues par jour. De Cunaxa à Cotyore, sur les bords du Pont-Euxin, elle parcourut 620 lieues en 122 jours et en huit mois. Toutes les épreuves n'étaient pas terminées : il y eut encore quelques combats dans les environs d'Héraclée, sur les côtes de Bithynie, contre les peuples indigènes ; et les Grecs y perdirent plus de 500 hommes ; mais ils n'avaient plus à lutter contre les éléments. Quelque temps après ils arrivèrent à Byzance et repassèrent dans la Mysie, en Asie-Mineure. A Pergame, l'armée toucha au terme de son expédition et de ses souffrances. Elle était réduite à moins de 8000 hommes (2).

Un demi-siècle environ après cette mémorable retraite, dans les contrées qui sont actuellement le théâtre d'une

---

(1) Pline, *Hist. nat.*, éd. Dubochet. t. II, p. 55, trad. par Littré, liv. XXI, § 45.
(2) Liv. VI, § 3.

guerre entre l'Angleterre et l'Afghanistan, où d'immenses déserts sont coupés par des chaînes de montagnes s'élevant à près de 4000 mètres, l'armée d'Alexandre éprouva les mêmes souffrances que les Grecs de Xénophon. « Dans cette immense solitude, privée de tout secours humain, dit Quinte-Curce, l'armée essuya tous les maux possibles : la faim, le froid, la fatigue, le découragement. Beaucoup périrent par le froid excessif de la neige, d'autres eurent les pieds gelés. La neige fut surtout pernicieuse à la vue de la multitude. Quand, excédés de fatigue, les soldats tombaient sur la glace, dès qu'ils cessaient de se mouvoir, ils s'engourdissaient tellement par le froid qu'il leur était impossible de se lever. Leurs compagnons les tiraient de cet engourdissement, et il n'y avait pas d'autre remède que de les contraindre à la marche... (1). » Comme l'avait fait Xénophon, Alexandre donna l'exemple à son armée; il relevait les uns, soutenait le courage des autres et se portait partout, marchant toujours à pied.

Plus de deux mille ans après la retraite des Dix mille Grecs, une armée de 400,000 hommes, commandée par Napoléon, s'était concentrée à Mayence et en partait au commencement du mois de mars 1812, pour voir se renouveler dans les plaines de la Russie toutes les misères subies sur les plateaux de l'Arménie et dans le pays des Paropamisades par les soldats de Xénophon et d'Alexandre. Larrey a été l'un des héros et l'historien médical de cette douloureuse campagne, où l'une des plus belles armées du monde fut presque anéantie par la misère et par le froid, qui descendit à — 28 degrés Réaumur. Comme Xénophon, comme Alexandre, Larrey ne monta jamais à cheval, et « s'est entièrement privé du plaisir de se chauffer ». C'est à sa robuste constitution, c'est à l'exercice continu qu'il dut son salut. « Malheur, dit Larrey, à celui qui se laissait saisir par le sommeil ! quelques minutes suffisaient pour le geler entière-

---

(1) Quinte-Curce, *De rebus gestis Alexandri*, liv. VII, ch. III. § 11.

ment (1). » « La mort de ces infortunés, dit-il, était devancée par la pâleur du visage, par une sorte d'idiotisme, par la difficulté de parler, la faiblesse de la vue et même par la perte totale de ce sens; et dans cet état quelques-uns marchaient plus ou moins longtemps, conduits par leurs camarades ou leurs amis. L'action musculaire s'affaiblissait sensiblement; les individus chancelaient sur leurs jambes comme des hommes ivres; la faiblesse augmentait progressivement jusqu'à la chute du sujet, signe certain de l'extinction totale de la vie. »

36,000 hommes à peine résistèrent à ces misères, qui durèrent trois mois, du 13 novembre 1812 au 10 février 1813.

La neige n'est pas moins désastreuse que le froid le plus rigoureux, et c'est elle surtout qui a fait périr un bon nombre de Grecs. Au mois de janvier 1845, une petite colonne française de 2800 hommes opérait en Afrique une retraite de Bou-Thaleb sur Sétif, dans la province de Constantine (Sétif est à 1100 mètres d'altitude). La température ne descendit guère au-dessous de — 4 degrés; il y avait plus de 40 centimètres de neige couvrant le sol. Pendant la nuit du 2 au 3 janvier, 208 hommes périrent pendant la marche; 250 hommes seulement peuvent être considérés comme ayant complètement échappé à l'influence désastreuse de la neige; 532 entrèrent à l'hôpital; les autres, au nombre de 1800 environ, furent traités à la caserne (2).

Si nous voulons porter nos souvenirs sur une époque encore bien récente, et consulter le *Rapport sur les résultats du service médico-chirurgical des ambulances de Crimée pendant la campagne d'Orient*, nous y verrons que 309,268 hommes furent envoyés de France et d'Afrique pendant les années 1854, 1855 et 1856 ; le thermomètre descendit jusqu'à — 22 degrés,

---

(1) Larrey, *Mémoires de chirurgie militaire, etc.*, t. IV, p. 1 à 283.
(2) Shrimpton, *Relation de la retraite de Bou-Thaleb*, in *Mém. de méd. milit.*, 2e série, t. I, p. 154.

et les cas de congélation dans l'armée française s'élevèrent
à 5290, parmi lesquels 1178 se terminèrent par la mort (1).

D'après cet aperçu historique, il est hors de doute que,
dès la plus haute antiquité, des médecins ont été attachés
aux armées expéditionnaires de la Grèce; que ces médecins
étaient à la fois combattants et guérisseurs; que leur pratique
était des plus bornées; que chaque blessé se rendait ou se
faisait porter dans sa tente, et là se pansait ou se faisait pan-
ser par ceux qui étaient chargés de cette mission ou qui
avaient quelque expérience. Si l'on enlevait les camps ou si
les blessés ne pouvaient suivre l'armée, on les disséminait
dans les localités voisines, comme Xénophon le fit avant
d'arriver aux monts Carduques. Le nombre des individus
chargés du soin des blessés et des malades était suffisant, si
nous en jugeons par les huit médecins laissés par Xénophon auprès de ces blessés; car, général prudent, il ne se
serait pas démuni de tout son personnel médical. La congélation et toutes ses conséquences étaient connues des Grecs;
Xénophon a vu et pratiqué tout ce que nos médecins militaires ont vu et pratiqué en 1812, en 1846, en 1854, 1855 et
1856. La Grèce doit donc être considérée, à juste titre, non
seulement comme le berceau de la science médicale, mais
elle a devancé les autres nations dans l'organisation du service médical des armées.

---

(1) Chenu, *Rapport, etc.*; Paris, 1865, in-4, p. 8.

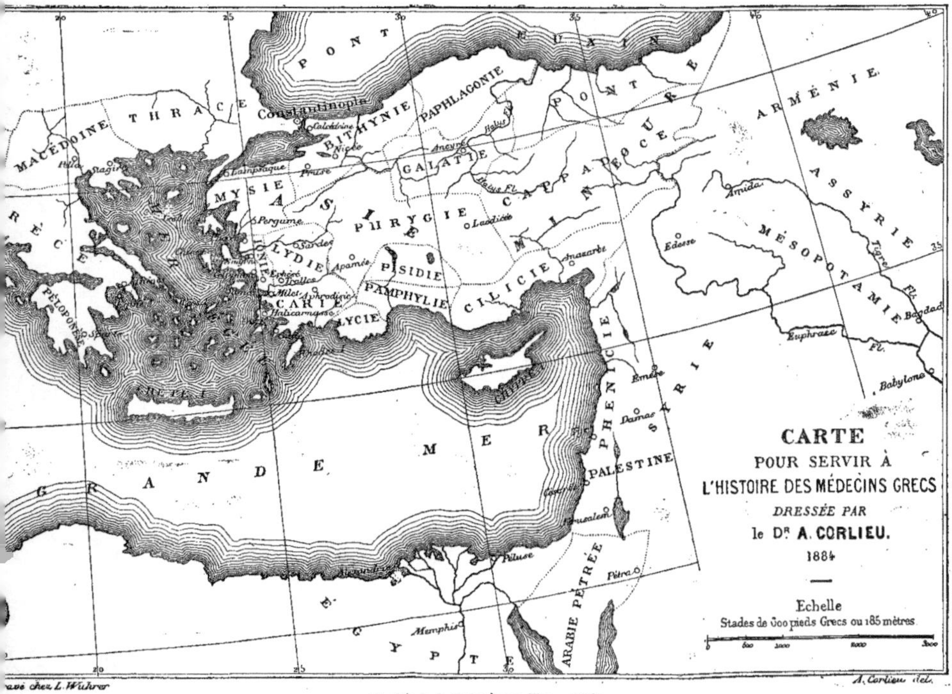

Gravé chez L. Wuhrer

A. Corlieu del.

Librairie J.-B. BAILLIÈRE et Fils. — Paris

ERRATA

—

Page x, ligne 8, *effacez* : Bithynie.
Page 32, ligne 34, *au lieu de* : πόροι, *lisez* : πῶροι.
Page 33, ligne 7, *au lieu de* : tumeurs, *lisez* : humeurs.
Page 104, ligne 1, *lisez* : CHAPITRE II.
Page 130, ligne 24, *au lieu de* : au sud, *lisez* : au nord.

TABLE DES MATIÈRES.

Préface.. v

CHAPITRE PREMIER.

État de la médecine à la mort de Galien.

Ostéologie... 14
Arthrologie.. 14
Myologie... 14
Angéiologie,... 15
Les deux sangs... 18
Le cœur est le principe de la vie................................ 18
Le foie, siège de la sanguification.............................. 18
Les poumons, organes de la respiration........................... 19
Névrologie, le cerveau et ses nerfs.............................. 19
Expériences sur la moelle épinière............................... 21
Les renflements nerveux ganglionnaires 22
Les glandes salivaires furent peut-être connues de Galien. 23
Le larynx, l'œsophage, le canal intestinal....................... 23
Les sens... 24
La peau.. 27
Les organes sexuels.. 27
La pathologie générale de Galien; l'organicisme.......... 29
Signes fournis par le pouls, par les urines.................. 30
Quatre états dans les maladies................................... 30
Les fièvres.. 31
L'arthritis et la podagre sont deux affections de même na-
   ture... 32
La diathèse.. 32
La cachexie.. 33
Maladies du cerveau.. 33
   —   de la gorge. 34
   —   de la bouche.. 35
   —   des poumons... 35
Ce que Galien appelait phthisie.................................. 35
Maladies de l'estomac ou cardia.................................. 36
   —   du cœur... 37
   —   des organes digestifs................................. 37
   —   du foie... 38
Hydropisies 38
Maladies de la rate, des reins, de la vessie, des organes génitaux, diabète... 38

De l'hystérie...   39
Alopécie..   40
Maladies des dents, des oreilles, du nez, des paupières, de
    la peau...   40
La rage communicable du chien à l'homme................   42
La chirurgie dans Galien.................................   42
Phlegmons, anthrax, érysipèle, plaies, blessures, ulcères..   42
Moyens hémostatiques employés par Galien ; ligature des
    artères, compression, torsion........................   45
Gangrène..   47
Dartres, verrues, œdème, squirrhe ; ablation du cancer avec
    les rasoirs incandescents.............................   47
Plaies de tête..   49
Maladies des yeux, cataracte, ægilops, etc...............   50
Polypes du nez..   51
Plaies de poitrine, ablation d'une portion du sternum.....   51.
Plaies et blessures des parois abdominales ; hernies, hy-
    drocèle, phimosis, hypospadias........................   53
Maladies de la vessie.....................................   54
La taille et la castration ; le serment d'Hippocrate......   54
Les hémorrhoïdes, les fistules, les varices..............   56
Les luxations et les fractures...........................   57
Accouchements et maladies des femmes....................   73
Préceptes de Celse pour l'extraction du fœtus mort.......   78
Soranus, accoucheur......................................   78
Moschion, son manuel.....................................   80
Maladies mentales..   80
Opinions d'Hippocrate, de Platon, d'Aristote, d'Arétée,
    d'Asclépiade, de Cœlius Aurelianus, de Galien, sur la
    phrénitis, la manie, la mélancolie, etc...............   81
Thérapeutique..   87
Cause prochaine ou essence des maladies.................   88
Analyse des quatorze livres de Galien sur la thérapeutique.   89
Les antidotes et les thériaques..........................   92
De l'étude des médicaments simples et de la pharmacie ga-
    lénique...   92
Hygiène..   94
Philosophie de Galien....................................   99
Principaux ouvrages de Galien, traductions, etc.......... 102

CHAPITRE II.

Les médecins grecs depuis Galien ; leurs écrits, leurs doctrines.

Alexandre, d'Aphrodisie................................... 104
Philagrios.. 105
Antyllos. — Il est l'inventeur du traitement de l'anévrysme
    par l'ouverture du sac ; son procédé opératoire de la la-
    ryngotomie ; résections osseuses...................... 107
Oribase ; sa vie ; analyse de ses ouvrages, leur traduction
    par Bussemaker, Daremberg et Molinier. Il décrit les
    conduits salivaires................................... 111

Némésios a-t-il connu la circulation du sang et les fonctions de la bile ?.. 115
Palladios.. 117
Aétius ; indication sommaire de ses ouvrages de médecine. 118
La peste dans les historiens byzantins....................... 122
Alexandre, de Tralles ; analyse de ses ouvrages ; ses opinions sur la mélancolie.. 130
Il donne une définition exacte de la pleurésie.............. 133
Diagnostic différentiel de l'hémoptysie et de l'hématémèse. 133
Le diabète.. 135
Sa lettre sur les helminthes ; traitement par les fleurs de grenadier... 136
Théophile Protospatharios. Philothéos....................... 137
Stéphanus ou Etienne, d'Athènes............................. 139
Paul d'Egine ; son traité de médecine ; sa chirurgie, traduite par René Briau. Importance et analyse de ce livre.. 140
L'empire d'Orient du viiᵉ an ixᵉ siècle....................... 146
Jacques, le Psychreste.. 149
Damascius ; incertitude sur ce personnage.................. 150
Mélétios.. 151
Théophanès Nonnos... 151
Mercurios.. 152
Michel Psellos, ou le Bègue.................................... 153
Siméon Seth ; analyse succincte de son livre sur les aliments ; médicaments qu'il indique le premier, tels que le musc, le camphre, etc....................................... 155
Constantin et Synésius ; incertitude sur les personnages qui ont porté le nom de Constantin. Les éphodes, la variole. 158
Jean Actuarius ; ses ouvrages sur les urines, sur la thérapeutique, sur le diagnostic des maladies, sur les poids, etc. 161
Hiérophile et l'hygiène alimentaire........................... 163
Démétrius Pépagoménos ; son traité de la podagre. Il a connu le rhumatisme viscéral................................ 165
Nicolas le Myrepse.. 167
C'est le véritable *Codex* de l'Ancienne Faculté............. 170
Trois auteurs ont porté ce nom : Nicolas le Myrepse, Nicolas Præpositus, Nicolas de Reggio. Incertitude sur leur indivisibilité... 170
Maximus Planudès... 171

Conclusion... 173

APPENDICE.

La peste d'Athènes.. 177
La Retraite des Dix Mille...................................... 190

Paris. — Typ. A. PARENT, A. DAVY, succ., imp. de la Fac. de méd.
52, rue Madame et rue Monsieur-le-Prince, 14.

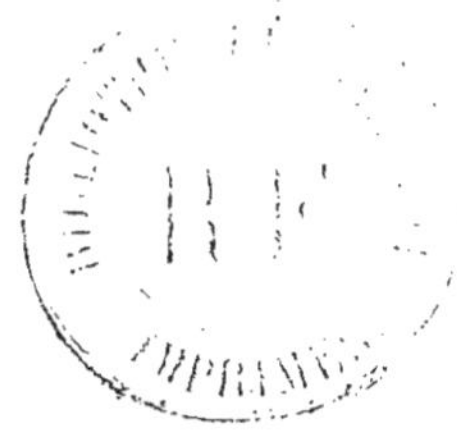

ALLIOT (L.). **Eléments d'hygiène religieuse et scientifique.** Paris, 1874.
1 vol. in-12 de 184 pages avec figures.................................... 3 fr.

ARNOULD (J.). **Les controverses récentes au sujet de l'assainissement des villes**, par le Dr Jules Arnould, professeur à la Faculté de médecine de Lille. 1882, in-8, 42 pages.. 1 fr, 50

BALLEY (F.). **Endémo-épidémie et météorologie de Rome.** Paris, 1863.
1 vol. gr. in-8, 128 pages et 1 atlas in-4 obl. de 15 pl. et tableaux........ 9 fr.

BÉCOUR. **Hygiène des enfants.** Des causes de la mortalité des nouveau-nés et des moyens de la diminuer. Paris, 1881, gr. in-8, 109 pages............ 3 fr.

— **Rapport général sur les travaux d'assainissement des logements insalubres** de la ville de Lille. 1881, gr. in-8, 56 pages.................. 1 fr.

BEDOIN. **L'hygiène de l'alimentation** pendant le premier âge. 1878, gr. in-8, 39 pages.. 1 fr.

— **Manuel de la jeune mère.** Notions familières sur l'hygiène de la première enfance. 1877, in-18, 82 pages.. 1 fr.

BELVAL. **Des maisons mortuaires.** Paris, 1877, in-8, 36 p. avec 10 fig. 1 fr. 50

BERGERET (L.-F.). **Des fraudes dans l'accomplissement des fonctions génératrices**, causes, dangers et inconvénients pour les individus, la famille et la société, remèdes. *Onzième édition.* Paris, 1883. 1 v. in-18 jés. de 228 p. 2 fr. 50

— **Les passions**, dangers et inconvénients pour les individus, la famille et la société, hygiène morale et sociale. Paris, 1878. 1 vol. in-18 jésus de 250 pages.. 2 fr. 50

— **De l'abus des boissons alcooliques**, dangers et inconvénients pour les individus, la famille et la société. Moyens de modérer les ravages de l'ivrognerie. Paris, 1870. 1 vol. in-18 jésus de viii-380 pages........................... 3 fr.

BERTHERAND (A.). **De l'habitude du tabac.** 1874, in-18, 44 pages.... 1 fr.

BERTIN. **Le nouvel hôpital Saint-Eloi de Montpellier.** Paris, 1879, in-8, 48 pages avec planches.. 2 fr.

BORIUS. **Le climat de Brest**, ses rapports avec l'état sanitaire. Paris, 1879.
1 vol. in-8 de 384 pages avec 7 planches lithographiées.................... 7 fr.

BOUCHUT. **Hygiène de la première enfance**, guide des mères pour l'allaitement, le sevrage et le choix de la nourrice. *Septième édition.* Paris, 1879. 1 vol. in-18 de viii-450 pages et 49 figures..................................... 4 fr.

— **Traité des signes de la mort** et des moyens de prévenir les inhumations prématurées. Ouvrage couronné par l'Institut de France et par l'Académie de médecine. *Troisième édition.* 1883, 1 vol. in-18 jésus de 492 p. avec 17 fig. 4 fr.

BOUDIN. **Traité de géographie et de statistique médicales**, et des maladies endémiques. Paris, 1857. 2 vol. in-8 avec 9 cartes et tableaux........ 20 fr.

— **Etudes d'hygiène publique** sur l'état sanitaire, les maladies et la mortalité des armées en Angleterre et dans les Colonies. Paris, 1846, in-8....... 3 fr. 50

— **Contributions à l'hygiène publique.** 1 vol. in-8, cart............ 8 fr.

BOURGEOIS (L.-X.). **Les passions dans leurs rapports avec la santé et les maladies. L'amour et le libertinage.** *Quatrième édition.* Paris, 1877. 1 vol. in-18 jésus de 215 pages.. 2 fr.

BOYER (P.). **De l'influence des exercices gymnastiques** sur l'accroissement du volume du côté gauche de la poitrine. Paris, 1875, in-8, 50 p. avec 2 pl. 2 fr.

BRAUD. **Recherches sur l'air confiné**, détermination de la proportion de l'oxygène, de l'acide carbonique et de la température au point de vue de l'hygiène. Paris, 1880, in-8, 76 pages avec figures....................................... 2 fr.

BRAUN, BROUWERS et DOCX. **Gymnastique scolaire** en Hollande, en Allemagne et dans tous les pays du Nord, suivie de l'état de l'enseignement de la gymnastique en France. In-8, 168 pages............................... 3 fr. 50

BROUARDEL (P.). **Installation d'appareils frigorifiques à la Morgue.** Paris, 1880, in-8, 16 pages.. 50 c.

— **Organisation du service des autopsies à la Morgue.** 1879, in-8, 32 pages.. 1 fr.

— **Projet de déplacement de la Morgue.** 1882, in-8, 8 pages........ 50 c.

BUTTURA (A.). **L'hiver à Cannes et au Cannet**, les bains de mer de la Méditerranée, les bains de sable. Paris, 1883, in-8, 92 pages............ 2 fr. 50

CAMINHOA (J.-M.). **Des quarantaines.** *Deuxième édition.* 1874, in-8, 48 pages, 8 planches.. 2 fr. 50

CARLOTTI. **Assainissement des régions chaudes insalubres.** 1875, in-8, 57 pages.. 2 fr.

CARRIÈRE (E.). **Le climat de l'Italie** et des stations du midi de l'Europe sous le rapport hygiénique et médical. *Deuxième édition.* Paris, 1876. 1 vol. in-8, 640 pages.. 9 fr.

— **Fondements et organisation de la climatologie médicale.** Paris, 1869, in-8, 93 pages.. 2 fr. 50

CHASSINAT (R.). **De l'allaitement maternel** étudié au point de vue de la mère, de l'enfant, de la famille. 1868, in-18, 147 pages...................... 1 fr. 25

CHEVALLIER (A.). **Mémoire sur le chocolat**, sa préparation, ses usages, les falsifications qu'on lui fait subir. 1871. in-8, 40 pages.................. 1 fr. 25

COLIN (L.). **Traité des maladies épidémiques**, origine, évolution, prophylaxie. Paris, 1878. 1 vol. in-8 de 1032 pages...................... 16 fr.

— **Traité des fièvres intermittentes**. Paris, 1870. 1 vol. in-8 de 544 pages, avec un plan médical de Rome...................... 8 fr.

— **De la variole**, au point de vue épidémiologique et prophylactique. Paris, 1873. 1 vol. in-8 de 150 pages, avec 3 figures de tracés...................... 3 fr. 50

— **Epidémies et milieux épidémiques**. 1873. 1 vol. in-8 de 114 p.. 2 fr. 50

— **De la fièvre typhoïde dans l'armée**. 1878. 1 vol. in-8 de 200 p... 4 fr.

— **Nouvelle étude de la fièvre typhoïde** dans l'armée. Paris, 1882, in-8, 68 pages...................... 2 fr.

Conseil d'hygiène publique et de salubrité du Bas-Rhin (Recueil des travaux du). Tome I, de 1849 à 1858. Strasbourg, 1858, in-8, 460 pages. Tome II, de 1858 à 1865. Strasbourg, 1865, in-8, 448 pages...................... 10 fr.

— Séparément, le tome II...................... 5 fr.

CORIVEAUD. **Hygiène de la jeune fille**. 1882, 1 vol. in-18 jés. de 342 p. 3 fr.

— **Le lendemain du mariage** : étude d'hygiène. 1884. 1 vol. in-18 jés.. 3 fr.

CORNARO. **Le régime de Pythagore**, d'après le Dr Cocchi ; **De la sobriété**, conseils pour vivre longtemps, par L. Cornaro ; **Le vrai moyen de vivre plus de cent ans dans une parfaite santé**, par L. Lessius. 1880. 1 vol.in-18. jésus avec 5 planches...................... 3 fr.

COULIER. **Question de la céruse** et du blanc de zinc, envisagée sous les rapports de l'hygiène et des intérêts publics. Paris, 1852, in-8.................. 1 fr. 50

CYR (Jules). **Traité de l'alimentation** dans ses rapports avec la physiologie, la pathologie et la thérapeutique. *Deuxième édition*. Paris, 1881. 1 volume in-8 de 573 pages...................... 8 fr.

DALTON. **Physiologie et hygiène des écoles, des collèges et des familles**, traduit par le docteur E. Acosta. 1 volume in-18 jésus de 500 pages avec 66 figures...................... 4 fr.

DAREMBERG. **Comparaison des climats d'hiver** sur les côtes africaines et françaises de la Méditerranée. Paris, 1878, gr. in-8...................... 1 fr. 50

DECAISNE (E.). **Des eaux de puits** en général et de celles de la ville de Beauvais en particulier. Paris, 1874, in-8, 19 pages...................... 1 fr.

DECROIX (E.). **Les dangers du tabac**. *Deuxième édition*. 1868, in-12. 50 c.

DELPECH. **Salles d'asile et écoles primaires. Premiers symptômes des maladies contagieuses** qui peuvent atteindre les jeunes enfants. Instruction demandée par M. le Préfet de la Seine au Conseil d'hygiène et de salubrité. 1880, in-18 jésus...................... 25 c.

— **Nouvelles recherches sur l'intoxication** spéciale que détermine le **sulfure de carbone**. L'industrie du caoutchouc soufflé. Paris, 1863, in-8, 128 pages...................... 2 fr. 50

— **Accidents industriels** développés sous l'influence de l'acide picrique. 1876, in-8...................... 50 c.

DELPECH (A.) et HILLAIRET (J.-B.). **Mémoire sur les accidents auxquels sont soumis les ouvriers employés à la fabrication des chromates.** Paris, 1869, in-8, 30 pages...................... 1 fr.

DEPAUTAINE (L.). **Des grandes épidémies** et de leur prophylaxie internationale. Paris, 1868, in-8, 69 pages...................... 4 fr.

DEPIERRIS (H.-A.). **Le tabac**, qui contient le plus violent des poisons, la nicotine, abrège-t-il l'existence ? Est-il la cause de la dégénérescence physique et morale des sociétés modernes ? Paris, 1876, 1 vol. in-8 de 512 pages.................. 6 fr.

— **La vérité sur le tabac**, le plus violent des poisons. 1880, in-8, 40 p.. 50 c.

DESAYVRE. **Etudes sur les maladies des ouvriers** de la manufacture d'armes de Châtellerault. 1856, in-8, 116 pages...................... 2 fr. 50

DESPRÈS (A.). **La prostitution en France**. Études morales et démographiques, avec une statistique générale de la prostitution en France, par A. Desprès, chirurgien de l'hôpital de la Charité. 1882. 1 volume gr. in-8 de XII-208 pages avec 2 planches lithographiées...................... 6 fr.

DEVERGIE (A.). **Nouveau mode d'inhumation** dans les cimetières. 1875, in-8 .... 1 fr.

DONNÉ (Al.). **Conseils aux mères** sur la manière d'élever les enfants nouveau-nés. *Sixième édition*. Paris, 1880. 1 vol. in-18 jésus de 378 pages......... 3 fr.

— **Hygiène des gens du monde**. *Deuxième édition*. Paris, 1879. 1 vol. in-18 jésus de 448 pages...................... 3 fr. 50

Table des matières. — Hygiène des âges ; hygiène des saisons ; exercices et voyages de santé ; eaux minérales ; bains de mer ; hydrothérapie ; la fièvre ; hygiène de la peau ; hygiène des poumons ; hygiène des dents ; hygiène de l'estomac ; hygiène des fumeurs ; hygiène des oreilles ; hygiène des yeux ; hygiène des femmes nerveuses ; la toilette et la mode.

DUBRISAY. Conservations des substances alimentaires par l'acide salicylique. Paris, 1881, in-8, 22 p................................ 1 fr.

DU MESNIL. L'exposition et le congrès d'hygiène et de sauvetage de Bruxelles en 1876. Paris, 1877, in-8, 94 pages, avec 11 fig..................... 2 fr. 50

— **Des mesures à prendre contre l'infection du sol** par les puisards. 1882, in-8, 12 pages avec 3 figures................................ 75 c.

— **La cité des Kroumirs.** (Logements insalubres.) 1882, in-8, 12 pages. 50 c.

DURAND-CLAYE (A.). Assainissement de la Seine. Paris, 1875, in-8, 51 p. 2 fr.

Ecole de Salerne (l'), traduction en vers français par Ch. MEAUX SAINT-MARC, avec le texte latin, précédée d'une introduction par le Dr DAREMBERG, et suivie de commentaires. 1880. 1 vol. in-18 de 600 pages avec 7 figures............... 7 fr.

FABRE (S.-P.). De l'élévation de la température dans les houillères et des phénomènes qui s'y rattachent au point de vue hygiénique. 1878, in-8. 75 c.

FARINA. Le climat de Menton, son influence sur le traitement de la phthisie pulmonaire. Paris, 1879, in-18 de 128 pages et 1 carte coloriée........... 2 fr.

FEUCHTERSLEBEN (E. de). Hygiène de l'âme. *Troisième édition.* Paris, 1870, 1 vol. in-12 de 284 pages................................ 2 fr. 50

FITZ-PATRICK. Traité des avantages de l'équitation considérée dans ses rapports avec la médecine. Paris, 1838, in-8............................ 2 fr. 50

FOISSAC (P.). La longévité humaine ou l'Art de conserver la santé et de prolonger la vie. Paris, 1873. 1 vol. in-8 de 567 pages...................... 7 fr. 50

— **De l'influence des climats sur l'homme** et des agents physiques sur le moral. Paris, 1867. 2 vol. in-8 de chacun 650 pages.................... 15 fr.

— **La chance ou la destinée.** Paris, 1876. 1 vol. in-8 de 662 pages.... 7 fr. 50

— **Hygiène philosophique de l'âme.** *Deuxième édition.* Paris, 1863. 1 vol. in-8, 371 pages................................ 7 fr. 50

— **Hygiène des saisons.** 1884. 1 vol. in-8 de 275 pages............... 5 fr.

FONSSAGRIVES (J.-B.). Hygiène et assainissement des villes : Campagnes et villes ; conditions originelles des villes ; rues ; quartiers ; plantations ; promenades ; éclairage ; cimetières ; égouts ; eaux publiques ; atmosphère ; population ; salubrité ; mortalité ; institutions actuelles d'hygiène municipale ; indications pour l'étude de l'hygiène des villes. Paris, 1874. 1 vol. in-8 de 568 pages................. 8 fr.

— **Hygiène alimentaire** des malades, des convalescents et des valétudinaires ; ou Du régime envisagé comme moyen thérapeutique. *Troisième édition.* Paris, 1881. 1 vol. in-8 de 700 pages................................ 9 fr.

— **Traité d'hygiène navale.** *Deuxième édition,* complètement remaniée et mise soigneusement au courant des progrès de l'art nautique et de l'hygiène générale. Paris, 1877. 1 vol. gr. in-8 de 935 pages, avec 145 fig.................... 15 fr.

— **Thérapeutique de la phthisie pulmonaire** basée sur les indications. *Deuxième édition.* Paris, 1880. 1 vol. in-8, 552 pages.................... 9 fr.

FOURNIER (H.). De l'onanisme, causes, dangers et inconvénients pour les individus, la famille et la société ; remèdes. *Troisième édition.* Paris, 1883. 1 volume in-18 jésus................................ 2 fr.

FOVILLE (Ach.). Les aliénés. Étude pratique sur la législation et l'assistance qui leur sont applicables. Paris, 1870. 1 vol. in-8 de XIV-208 pages........... 3 fr.

FRÉDAULT (F.). De l'alimentation. Paris, 1865, gr. in-8, 102 pages.... 2 fr.

FRÉGIER. Des classes dangereuses de la population dans les grandes villes et des moyens de les rendre meilleures. Paris, 1840. 2 vol. in-8.. 15 fr.

GALLARD. Notes et observations de médecine légale et d'hygiène. 1875, in-8, 128 pages................................ 3 fr. 50

— **De l'influence exercée par les chemins de fer** sur l'hygiène publique. Paris, 1862, in-4, 20 pages................................ 1 fr.

GALOPEAU. Manuel du pédicure, ou L'art de soigner les pieds, par GALOPEAU. Paris, 1877. 1 vol. in-18, 132 pages, avec 28 fig.................... 2 fr.

GARNERI (H.). Rudimenta hygienes. 1821, in-8. (6 fr.)............... 1 fr.

GAUTIER (A.). La sophistication des vins. Méthodes analytiques et procédés pour reconnaître les fraudes. *Troisième édition.* Paris, 1884. 1 vol. in-18 jésus avec 1 pl. coloriée comprenant 53 tons de vins naturels et colorés artificiellement. 4 fr. 50

GAUTIER (J.). Du massage ou Manipulation appliquée à la thérapeutique et à l'hygiène. 1880, in-18................................ 1 fr.

GIGOT-SUART (L.). Des climats sous le rapport hygiénique et médical. Guide pratique dans les régions du globe les plus propices à la guérison des maladies chroniques. Paris, 1862, in-18 jésus, XXI-607 pages, avec 1 pl. lith........ 5 fr.

GODET. Les Japonais chez eux, étude d'hygiène. 1881, in-8........ 2 fr. 50

GROS (C.-H.). Mémoires d'un estomac, écrits par lui-même pour le bénéfice de tous ceux qui mangent et qui lisent, et édités par un ministre de l'intérieur. *Troisième édition.* Paris, 1876, 1 vol. in-18 jésus de 186 pages............. 2 fr.

GUÉRARD (A.). **Mémoire sur la gélatine** et les tissus organiques d'origine animale qui peuvent servir à la préparer. 1871, in-8, 118 pages......... 2 fr. 50

GUINIER. **Ébauche d'un plan de météorologie médicale.** 1857, in-8. 2 fr. 50

GUYOT (L.). **Hygiène et protection des enfants** du premier âge. 1878, in-8, 60 pages.. 1 fr. 50

HÉRAUD. **Les secrets de la science, de l'industrie et de l'économie domestique.** Recettes, formules et procédés d'une utilité générale et d'une application journalière. Paris, 1879, 1 vol. in-18 jésus, x-654 pages, avec 205 figures, cart.. 6 fr.

HUETTE. **Les eaux** dans l'arrondissement de Montargis. Étude d'hygiène publique et de géographie médicale. Paris, 1871, in-8, III-81 pages................. 2 fr.

HUFELAND (W.). **L'art de prolonger** la vie, ou la macrobiotique. Nouvelle édition française, augmentée de notes, par J. Pellagot. Paris, 1871, 1 vol. in-18 jésus.. 4 fr.

HUREL. **Les Écoles de village** dans un canton de Normandie. Paris, 1879, in-8, 45 pages.. 1 fr. 50

JEANNEL (J.). **De la prostitution dans les grandes villes** au dix-neuvième siècle et de l'extinction des maladies vénériennes ; questions générales d'hygiène, de moralité publique et de légalité, mesures prophylactiques internationales, réformes à opérer dans le service sanitaire, discussion des règlements exécutés dans les principales villes de l'Europe ; ouvrage précédé de documents relatifs à la prostitution dans l'antiquité. *Deuxième édition*, complétée par des documents nouveaux. Paris, 1874, 1 vol. in-18 de 648 pages........................... 5 fr.

JOLLY (P.). **Le tabac et l'absinthe,** leur influence sur la santé publique, sur l'ordre moral et social. 1875, 1 vol. in-18 jésus de 216 pages............... 2 fr.

— **Hygiène morale.** 1877, 1 vol. in-18 jésus de 276 pages............... 2 fr.
Table des matières. — L'Homme. — La Vie. — L'Instinct. — La Curiosité. — L'Imitation. — L'Habitude. — La Mémoire. — L'Imagination. — La Volonté.

JOLY (V.-Ch.). **Traité pratique du chauffage,** de la ventilation et de la distribution des eaux dans les habitations particulières. *Deuxième édition.* Paris, 1874, 1 vol. in-8 de 410 pages avec 375 fig................................. 10 fr.

LAILLER. **Hygiène alimentaire.** Étude sur le cidre. Paris, 1876, in-8, 83 p. 2 fr.

LASGOUTTE. **Examen, au point de vue de l'hygiène, des procédés de vidange en usage à Paris.** Paris, 1880, in-8....................... 2 fr.

LAYET. **Hygiène des professions et des industries,** précédé d'une Étude générale des moyens de prévenir et de combattre les effets nuisibles de tout travail professionnel. 1875, 1 vol. in-18 jésus, XIV-560 pages............... 5 fr.

LEBLOND. **Manuel de gymnastique hygiénique et médicale,** comprenant les exercices du corps et leurs applications au développement des forces, à la conservation de la santé et au traitement des maladies, avec une introduction par le docteur H. Bouvier. 1 vol. in-18 jésus, avec 80 figures................... 5 fr.

LECOQ (H.). **Éléments de géographie physique et de météorologie.** Paris, 1836, 1 vol. in-8, avec 4 pl. grav. (9 fr.)................................ 3 fr.

LEE (Edwin). **Nice et son climat.** Paris, 1867, in-18 jésus............ 2 fr. 50

LÉVIEUX. **Etudes de médecine et d'hygiène publique.** Paris, 1874, 1 vol. gr. in-8 de 560 pages.. 7 fr.

LEYNSEELE (Ch. Van). **Hygiène de la femme.** 1860-1861, 2 vol. in-12... 6 fr.

LOIR. **De l'état civil des nouveau-nés** au point de vue de l'histoire, de l'hygiène et de la loi, présentation de l'enfant, sans déplacement. Paris, 1855, 1 vol. in-8 de XVI-462 pages avec 1 planche................................. 6 fr.

LOMBARD. **Les stations sanitaires au bord de la mer et dans les montagnes,** les stations hivernales. Choix d'un climat pour prévenir et guérir les maladies. Paris, 1880, gr. in-8, 92 pages............................ 2 fr.

LONDE. **Lettre sur la mort apparente** et les conséquences réelles des inhumations précipitées. Paris, 1854, in-8 de 31 pages....................... 1 fr.

LUCAS (P.-R.). **Traité philosophique et physiologique de l'hérédité** naturelle. Paris, 1847-1850, 2 vol. in-8.................................. 16 fr.

MAGNE (A.). **Hygiène de la vue.** *Quatrième édition*, revue et augmentée. Paris, 1866, 1 vol. in-12 de 320 pages, avec 30 figures..................... 3 fr.

MAHE. **Manuel pratique d'hygiène navale,** ou Des moyens de conserver la santé des gens de mer, à l'usage des officiers et des marins des équipages de la flotte. Paris, 1874, 1 vol. in-8 de 450 pages, cartonné................. 3 fr. 50

MANDL. **Hygiène de la voix parlée ou chantée,** suivi du formulaire pour le traitement des affections de la voix. 2ᵉ édit. Paris, 1879. 1 vol. in-18 jésus de 370 pages, avec figures, cartonné... 4 fr. 50

MARIT (J.-J.). **Hygiène de l'Algérie.** Paris, 1862, 1 vol. in-8 de 452 pages. 5 fr.

MARTEL (Joannis). **De la mort apparente** chez les nouveau-nés. Paris, 1874, in-8, 77 pages.. 2 fr.

MARTINEAU (E.). **De l'insalubrité des tonnelleries** à Saint-Pierre (Martinique). Paris, 1869, in-8, 27 pages.. 1 fr.

MARTIN (F.). **Les cimetières et la crémation**, étude historique et critique. 1881, in-8, 182 pages.. 5 fr.

MARVAUD (Angel). **L'alcool**, son action physiologique, son utilité et ses applications en hygiène et en thérapeutique. Paris, 1872, grand in-8, 160 pages avec 25 pl.. 4 fr.

— **Les aliments d'épargne**, alcool et boissons aromatiques (café, thé, maté, cacao, coca), effets physiologiques, applications à l'hygiène et à la thérapeutique, étude précédée de considérations sur l'alimentation et le régime. *Deuxième édition.* Paris, 1874, 1 vol. in-8 de 520 pages, avec pl.. 6 fr.

MAURIAC (E.). **Rapport général sur les travaux de la Commission des logements insalubres.** 1882, gr. in-8, 153 pages.. 3 fr.

MAYER (Alex.). **Des rapports conjugaux**, considérés sous le triple point de vue de la population, de la santé et de la morale publique. *Huitième édition.* Paris, 1884, 1 vol. in-18 de 422 pages.. 3 fr.

— **Conseils aux femmes sur l'âge de retour**, médecine et hygiène. Paris, 1875, 1 vol. in-18 de 256 pages.. 3 fr.

MÉLIER. **De la santé des ouvriers employés dans les manufactures de tabac.** Paris, 1846, in-4, 45 pages.. 2 fr.

— **Rapport sur les marais salants.** Paris, 1847, in-4 avec 4 pl...... 5 fr.

MONOT (C.). **De l'industrie des nourrices** et de la mortalité des petits enfants. Paris, 1867, in-8, 160 pages.. 3 fr.

— **De la mortalité excessive des enfants** pendant la première année de leur existence, ses causes, et des moyens de la restreindre. Paris, 1872, in-8, 62 pages.. 1 fr. 50

MONDOT (Louis). **De la stérilité de la femme.** Paris, 1880, 1 vol. in-18, vii-400 pages.. 5 fr.

MORACHE. **Traité d'hygiène militaire**, par G. MORACHE, médecin-major de première classe, professeur à la Faculté de médecine de Bordeaux. Paris, 1874, 1 vol. in-8 de 1050 pages, avec 175 figures.. 16 fr.

MOTAIS. **Hygiène de la vue chez les typographes.** Paris, 1883, gr. in-8, 47 pages.. 1 fr. 50

MOTARD. **Traité d'hygiène générale.** Paris, 1868, 2 vol. in-8, avec fig. 16 fr.

NIVET. **Traité du goître**, appuyé sur des documents statistiques inédits. Paris, 1880, 1 vol. gr. in-8 de 297 pages, avec une carte.. 6 fr.

— **Études sur le goître épidémique.** Paris, 1873, in-8............ 2 fr. 50

— **Notice historique sur les épidémies** de l'arrondissement de Clermont-Ferrand. Paris, 1869, in-8.. 75 c.

— **Documents sur les épidémies** qui ont régné dans l'arrondissement de Clermont-Ferrand. Paris, 1865, in-8, 118 pages.. 2 fr.

— **Rapport sur l'engrais humain**, les égouts et les fosses d'aisance. Paris, 1882, gr. in-8, 131 pages avec 1 carte.. 2 fr. 50

OVERBEEK DE MEYER (Van). **Les systèmes d'évacuation des eaux et immondices d'une ville** : 1° réfutation des observations et documents produits par M. A. DURAND CLAYE ; 2° revue critique. Paris, 1880-1883, 2 parties in-8.. 5 fr. 50

PAMARD. **La mortalité dans ses rapports avec les phénomènes météorologiques** dans l'arrondissement d'Avignon, 1873-1877. Paris, 1880, gr. in-8 de 52 pages et 2 tabl.. 4 fr.

PARENT-DUCHATELET. **De la prostitution dans la ville de Paris**, considérée sous les rapports de l'hygiène publique, de la morale et de l'administration. *Troisième édition.* Paris, 1857, 2 vol. in-8, avec cartes et tabl............ 18 fr.

PEIN. **Essai sur l'hygiène des champs de bataille.** Paris, 1873, in-8, 80 pages.. 2 fr.

PELLARIN (A.). **Hygiène des pays chauds.** Contagion du choléra démontrée par l'épidémie de la Guadeloupe. Paris, 1872, in-8, 358 pages............ 6 fr.

PERRIN (E.-R.). **Des latrines scolaires.** Paris, 1878, in-8, 24 pages..... 1 fr.

PERRUSSEL. **Cours élémentaire d'hygiène.** 1873, 1 vol. in-18, cart. 1 fr. 25

PIESSE (S.). **Des odeurs des parfums et des cosmétiques** ; histoire naturelle, composition chimique, préparation, recettes, industrie, effets physiologiques et hygiène des poudres, vinaigres, dentifrices, pommades, fards, savons, eaux aromatiques, essences, infusions, teintures, alcoolats, sachets, etc. *Seconde édition.* Paris, 1877, 1 vol. in-18 jésus de xxxvi-580 p., avec 92 figures.. 7 fr.

PIORRY. **Plan d'un cours d'hygiène.** S. d., in-8, 48 pages.......... 1 fr. 50

PRUS. **Rapport sur la peste et les quarantaines.** 1846, in-8 (10 fr.). 2 fr. 50

QUÉTELET (Ad.). **Météorologie de la Belgique** comparée à celle du globe. 1867, 1 vol. in-8 de 505 pages.. 10 fr.

RAOUX (E.). **Manuel d'hygiène générale et de végétarisme.** Dangers de la zoophagie. Paris, 1881, in-18, 96 pages.. 1 fr.

Rapports sur les épidémies qui ont régné en France pendant les années 1863 à 1867, présentés à l'Académie de médecine par MM. DE KERGARADEC, BERGERON et BRIQUET. Paris, 1867-69, 1 vol. in-4 de 580 pages.......... 10 fr.

RENOIR (E.-V.). **Les eaux potables,** causes des maladies épidémiques. Paris, 1878, 2 parties gr. in-8.. 5 fr. 50

REVEILLE-PARISE. **Physiologie et hygiène** des hommes livrés aux travaux de l'esprit, édition entièrement refondue et mise au courant des progrès de la science par le Dr Ed. CARRIÈRE, lauréat de l'Institut. 1881. 1 vol. in-18 jésus de 435 pages.. 4 fr.

— **Etudes de l'homme dans l'état de santé et dans l'état de maladie.** Paris, 1845, 2 vol. in-8.. 15 fr.

— **Guide pratique des goutteux** et des rhumatisants. Paris, 1878, 1 volume in-18 jésus... 3 fr. 50

RIANT. **Hygiène du cabinet de travail.** 1883. 1 vol. in-18 jésus. 2 fr. 50

— **Réforme des latrines scolaires.** Paris, 1879, in-8, 16 pages....... 1 fr.

RIBES. **Traité d'hygiène thérapeutique,** ou Application des moyens de l'hygiène au traitement des maladies. Paris, 1860, 1 fort vol. in-8....... 10 fr.

RIDER (C.). **Etude médicale sur l'équitation.** Paris, 1870, in-8. 1 fr. 50

ROCHARD (J.). **Etude synthétique sur les maladies endémiques.** Paris, 1871, in-8 de 88 pages.. 2 fr.

— **De l'influence de la navigation et des pays chauds** sur la marche de la phthisie pulmonaire. Paris, 1846, in-4, 194 pages.................. 4 fr.

ROUBAUD (F.). **Traité de l'impuissance et de la stérilité** chez l'homme et chez la femme, comprenant l'exposition des moyens recommandés pour y remédier. *Troisième édition.* Paris, 1876, 1 vol. in-8, 804 pages........... 8 fr.

ROUSSEL (Théophile). **Traité de la pellagre et des pseudo-pellagres.** Ouvrage couronné par l'Institut. Paris, 1866, 1 vol. in-8, xvi-656 pages... 10 fr.

ROYER-COLLARD (H.). **Des tempéraments** considérés dans leurs rapports avec la santé. Paris, 1843, in-4, 34 pages.............................. 1 fr. 50

— **Organoplastie hygiénique,** ou Essai d'hygiène comparée. 1843, in-4. 1 fr.

SARAZIN (Ch.). **Essai sur les hôpitaux de Londres.** Paris, 1866, in-8, 32 p., avec fig.. 1 fr. 25

— **Hôpital : des établissements hospitaliers** en temps de paix et en temps de guerre. Paris, 1873, gr. in-8, 74 p., avec 26 fig............. 2 fr. 50

SAUREL (L.-J.). **Essai sur la climatologie** de Montevideo et de la république orientale de l'Uruguay. Montpellier, 1851, in-8, 164 pages.............. 2 fr. 50

SCHATZ. **Etude sur les hôpitaux sous tentes.** Paris, 1871, in-8, 70 pages avec figures... 2 fr. 50

SEGOND (L.-A.). **De l'action comparative du régime animal et du régime végétal** sur la constitution physique et sur le moral de l'homme. Paris, 1850, in-4, 72 pages... 2 fr. 50

SEGUIN (Ed.). **Traitement moral, hygiène et éducation des idiots** et des autres enfants arriérés. Paris, 1846, 1 vol. in-12 de 750 pages.......... 6 fr.

SIMON (Max.). **Etude pratique rétrospective et comparée sur le traitement des épidémies** au dix-huitième siècle. Paris, 1853, 1 vol. in-8 de 332 pages, avec portrait.. 5 fr.

SIMON (P. Max.). **Hygiène de l'esprit.** 2e *édition.* 1881. 1 vol. in-18 jésus. 2 fr.

TARDIEU. **Etudes hygiéniques sur la profession du mouleur en cuivre.** Paris, 1855, in-12... 1 fr. 25

THANNBERGER. **Guide des administrateurs et agents des hôpitaux et des hospices,** ou Recueil analytique et méthodique des lois, décrets, ordonnances, instructions, etc., concernant l'organisation matérielle, administrative et financière des hôpitaux et hospices. Paris, 1855, in-8................. 3 fr.

TOLLET. **Les logements collectifs :** casernes. Paris, 1880, in-fol. avec 9 planches dans un carton.. 16 fr.

TRIAIRE. **Conférences populaires sur l'hygiène morale et physique** des classes ouvrières. Tours, 1876, in-18 jésus, 140 pages................. 2 fr.

TURREL (L.). **Les résidences d'hiver.** Toulon, 1864, in-18 jésus, 108 p. 1 fr.

VERNOIS. **Traité pratique d'hygiène industrielle et administrative,** comprenant l'étude des établissements insalubres, dangereux et incommodes. Paris, 1860, 2 forts volumes in-8 de chacun 700 pages.................. 16 fr.

— **Etat hygiénique des lycées.** Paris, 1868, in-8.................. 2 fr. 50

— **Codex hygiénique des lycées et des collèges.** Paris, 1870, in-8, 32 p. 1 fr.

WIEL. **De l'alimentation des dyspeptiques.** 1879, 1 vol. in-18.. 4 fr. 50

WINTREBERT. **Consultation hygiénique** à propos de la construction et de l'ameublement d'une école primaire de filles. 1880, in-8, 34 p., avec fig. 1 fr. 50

YVAREN. **Entretiens d'un vieux médecin** sur l'hygiène et la morale, par le Dr P. YVAREN. 1882. 1 volume in-18 jésus de 671 pages................. 5 fr.

ANNALES
D'HYGIÈNE PUBLIQUE ET DE MÉDECINE LÉGALE

Par MM. ARNOULD, E. BERTIN, P. BROUARDEL, L. COLIN,
O. DU MESMIL, FONSSAGRIVES, FOVILLE, GALLARD, A. GAUTIER,
CH. GIRARD, HUDELO, JAUMES,
LACASSAGNE, LAGNEAU, LHOTE, LUTAUD, MORACHE, MOTET, POINCARÉ
RIANT, RITTER, TOURDES, VIBERT.

AVEC UNE REVUE DES TRAVAUX FRANÇAIS ET ÉTRANGERS

Directeur de la rédaction : le docteur P. BROUARDEL

Les *Annales d'hygiène* paraissent par cahier mensuel de 6 feuilles in-8 (96 pages), avec figures.

Chaque numéro comprend : 1º des Mémoires originaux d'hygiène publique et de médecine légale ; 2º les travaux de la Société de médecine publique et les travaux de la Société de médecine légale ; 3º des Variétés ; 4º une Revue des travaux français et étrangers ; 5º une Chronique ; 6º un Bulletin météorologique.

Prix de l'abonnement annuel : pour Paris. 22 fr. ; — pour les Départements. 24 fr. ; — pour l'Union postale, 1ʳᵉ série. 25 fr. ; — 2ᵉ série. 27 fr. ; — pour les autres pays. 30 fr.

Hygiène publique ou privée, industrielle et administrative, militaire et navale, morale et sociale, vétérinaire et comparée, hygiène des villes et des campagnes, des professions et des âges, le cadre des *Annales* embrasse l'université de ces grandes questions qui intéressent à la fois les médecins, les administrateurs, les ingénieurs, les architectes, les chimistes, les membres des conseils d'hygiène publique et de salubrité, les municipalités, et qui ne peuvent être complètement élucidées que par leur concours réuni.

1ʳᵉ *série*. Collection complète (1828 à 1853). 50 vol. in-8, fig. et pl....... 500 fr.

Tables alphabétiques par ordre des matières et des noms d'auteurs de la 1ʳᵉ série Paris, 1855, in-8, 136 pages à 2 colonnes................................ 3 fr. 50

2ᵉ *série*. Collection complète (1854 à 1878), comprend *in extenso* les travaux de la *Société de médecine publique* et de la *Société de médecine légale*, avec figures et planches... 470 fr.

Tables alphabétiques par ordre des matières et des noms d'auteurs de la 2ᵉ série. Paris, 1880. 1 vol. in-8 de 130 pages à 2 colonnes....................... 3 fr. 50

3ᵉ *série*. Années 1879 à 1883. 10 vol. in-8............................ 110 fr.

RECUEIL DES TRAVAUX
DU COMITÉ CONSULTATIF D'HYGIÈNE PUBLIQUE DE FRANCE
et des Actes officiels de l'administration sanitaire.

PUBLIÉ PAR ORDRE DE M. LE MINISTRE DE L'AGRICULTURE ET DU COMMERCE

Tomes I-XIII (1872-1884). Ensemble 14 vol. in-8 de 400 à 500 pages....... 111 fr.

Chaque volume se vend séparément 8 fr., sauf le tome II, 2ᵉ partie, consacré à un rapport du Dʳ Baillarger sur le goître et le crétinisme (1 vol. in-8 de 376 pages, avec 3 cartes), qui ne se vend pas séparément de la collection.

Cette importante collection comprend les travaux de MM. BAILLARGER, BERGERON, BOULEY (H.), BROUARDEL, BUSSY (A.), DAVENNE, DURAND-FARDEL, FAUVEL, GAVARRET (A.), GUIFART, ISABELLE, LATOUR, LEGOUEST, LÉVY (M.), LHÉRITIER, MULTZER, NIVET, PASTEUR, PROUST, RABOT, (ROCHARD (J.), ROLLET, ROUX (J.), SIQUET, TARDIEU (A.), TRÉLAT (Émile), VILLE (G.), VILLERMÉ, WURTZ, etc.

Ce *Recueil* a le caractère d'archives dans lesquelles on peut suivre la marche et les progrès de l'hygiène publique et administrative ; il contient des rapports et des mémoires sur toutes les questions afférentes aux sujets suivants : 1º services sanitaires extérieurs ; 2º conseils d'hygiène et de salubrité des départements ; 3º épidémies et endémies, et maladies contagieuses ; 4º salubrité, police sanitaire ; 5º hygiène industrielle et professionnelle ; 6º denrées alimentaires et boissons ; 7º exercice de la médecine et de la pharmacie ; 8º eaux minérales ; 9º art vétérinaire, épizooties.

ENVOI FRANCO CONTRE UN MANDAT POSTAL.